Qi-Gong et Kuji-In

Guide pratique pour
une expérience ésotérique orientale

par François Lépine

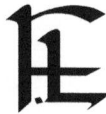

Éditions F.Lepine
http://www.kujiin.com

© François Lépine, 2008
Traduit de l'anglais par Simon Lacouline
ISBN: 978-0-9783194-6-5

Je remercie les Maîtres qui m'ont transmit
cette Connaissance Sacrée.

Je prie afin que vous ayez une expérience bénie
au fil de vos pratiques des techniques exposées dans ce livre.

- François Lépine

Table des Matières

Introduction

Bien que nous utilisions notre enveloppe corporelle quotidiennement depuis notre naissance jusqu'à notre mort, le corps humain demeure au centre de plusieurs mystères. Plus grands encore sont les mystères du cœur et de la psyché, qui demeurent en grande partie inexpliqués par la science. En comparaison, les mystères spirituels sont hors de portée même pour notre imagination. Pour cette raison, nous entreprendrons notre travail spirituel au moyen d'études et de pratiques dont l'outil est justement le corps humain. Plusieurs secrets seront ainsi révélés à travers nos quêtes personnelles, secrets que voile nos expériences physique et matérielle.

Un ouvrage entier pourrait être écrit pour chacun des chapitres que comporte ce livre. Cependant, nous souhaitons nous concentrer sur les aspects pratiques des techniques que nous vous enseignerons. Ainsi, nous vous présenterons beaucoup d'informations condensées en quelques lignes. Il se trouve également quelques termes techniques que vous voudrez sans doute comprendre avant d'amorcer votre étude de cet art mystique. Ces termes sont essentiels à la compréhension de ce livre, et nous les répéterons souvent afin de faciliter leur assimilation. Ces mots sont présentés ci-dessous en caractères gras, suivi d'une explication de leur signification et usage.

Méridiens: Le corps humain renferme plusieurs types de circuits énergétiques. La plupart commencent ou se terminent à une extrémité, comme les doigts ou les orteils. Les Chinois appellent ces circuits énergétiques Méridiens. Le Qi-Gong et le Kuji-In emploient certains outils afin de stimuler et diriger l'énergie émanant de ces circuits de manière à guérir le corps aux plans énergétique et physique ainsi qu'à vous aider à manifester les choses que vous désirez. Les techniques que vous utiliserez pour travailler avec l'énergie incluent des exercices de respiration, des visualisations (appelées mandalas) des chants/prières (appelés mantras) et positionnement des mains (appelés mudras). Le Qi-Gong et le Kuji-In font usage de ces mandalas, mantras et mudras, concurremment avec des exercices spécifiques, afin de vous aider à prendre contact avec le Divin en vous. Ce livre vous donne également le contexte conceptuel qui vous aidera à faire un usage efficace de ces techniques.

Mudra: Un « mudra » est un geste ou position des mains utilisé afin de maximiser le flot d'énergie qui se termine ou commence au bout des doigts.

Mantra: L'énergie corporelle peut également être potentialisée grâce au son. Un « mantra » est un son pouvant prendre la forme d'un mot bref ou d'une prière plus complexe. Un mantra stimulera des patrons énergétiques spécifiques en vous-même ainsi que dans votre environnement immédiat.

Mandala: Encore plus importants, les symboles et images mentales influencent tous deux le flot et la manifestation des énergies que vous utilisez. Un « mandala » est un symbole ou image qui doit être visualisé afin de faire participer activement le mental au travail énergétique ou au processus spirituel.

Mudra, mantra et mandala : voilà trois outils simples qui peuvent potentialiser la totalité de votre expérience spirituelle. Ces outils ont une influence sur les courants énergétiques au sein de vos corps physique et spirituel qui, lorsque combinés, peuvent grandement bonifier votre développement personnel. Ils peuvent produire n'importe quel type d'effet, depuis la guérison accélérée du corps jusqu'à la facilitation dans l'apprentissage d'habiletés psychiques. Ces outils font partie du savoir sacré appelé Qi-Gong, terme qui signifie « travailler avec l'énergie » ou « la pratique de l'énergie ».

Il existe un autre art appelé « Kuji-In » qui redéfinit votre propre vision du monde qui vous entoure. Pratiquer les techniques propres au Kuji-In vous révèlera, en douceur, une vision de l'univers qu'il ne vous aurait pas été possible d'anticiper avant de vous adonner à la pratique du Kuji-In puisqu'il permet à votre mental humain limité d'élargir sa vision et de voir la Source de Toute chose. Cette méthode spirituelle vous aidera assurément à progresser sur le chemin de la réalisation de votre plein potentiel. Veuillez trouver ci-dessous une contemplation Bouddhiste qui, je le souhaite, vous inspirera à découvrir l'état d'esprit que le Kuji-In tend à faire développer en chacun de ses adeptes.

Bouddha a dit: « Je considère la position hiérarchique des Rois et Législateurs comme étant homologue à celle de la poussière. Je perçois d'innombrables trésors d'or et de joyaux tels des briques et des cailloux. Je pose mon regard sur des habits faits avec les soies les plus pures comme s'ils étaient des haillons. Je vois les mondes de l'univers comme de petits pépins. Je perçois les enseignements du monde comme des illusions de magiciens. Je discerne la plus grande conception de l'émancipation comme un brocart doré vu en rêve, et je vois la voie illuminée des grands sages comme des fleurs ornant le regard. Je vois la méditation comme le pilier d'une montagne, le Nirvana comme un cauchemar en plein jour. Je vois l'appréciation du bien et du mal comme la Danse sinueuse d'un dragon, et l'ascension et chute des croyances comme de simples traces laissées par les saisons. »

Par-dessus tout, laissez la connaissance de ce livre se faire assimiler au moyen de l'expérience plutôt que par une analyse intellectuelle unique. Prenez le temps de contempler la sensation que chaque expérience fait naître en vous. Portez attention à votre corps, votre cœur et votre psyché. Vous deviendrez éventuellement conscient de votre Esprit. Tous les mots techniques seront accompagnés d'instructions pratiques qui soutiendront votre mental à créer les liens nécessaires. Ayez foi en vous et ayez une expérience d'apprentissage enrichissante.

Résumé de la Théorie

Les enseignements Bouddhiste, Taoïste et Indou renferment la sagesse fondamentale qui peut être retrouvée dans la plupart des pratiques Orientales. Tous les enseignements des sons des mantras, des gestes des mudras et des symboles des mandalas tirent leur substance de ces sources, de même que des multiples applications des méditations utilisées par ces enseignements. La médecine chinoise se révèle être également une source dominante de connaissance pour l'adepte du Qi-Gong.

Les arts martiaux développés par les moines Shao-Lin utilisent une science mystique secrète afin de contrôler le flot d'énergie dans l'organisme. Cette science profonde se nomme Qi-Gong. Le Qi est l'énergie dans sa forme manifestée et le Gong est la méthode pratique d'application. Ainsi, les méthodes de Qi-Gong sont les moyens ou techniques utilisés afin de contrôler l'énergie dans votre corps. Après un certain temps, à la suite de plusieurs pratiques, vous pouvez également expérimenter la manifestation du Qi à l'extérieur de votre corps.

La forme la plus populaire de Qi-Gong en Amérque du Nord et en Europe est le Tai Qi Chuan. L'art ancien du Qi-Gong existait bien avant que les artistes martiaux ne l'incorporent à leurs styles de combat. Ainsi, plusieurs pratiques de Qi-Gong sont plutôt douces pour le corps. Ces pratiques ne sont rattachées à aucune technique de combat spécifique et il n'est pas nécessaire d'apprendre le combat pour les apprendre.

Comme pour plusieurs philosophies ésotériques, les Bouddhistes enseignent que pour atteindre l'illumination spirituelle, l'individu désireux d'apprendre doit faire les exercices nécessaires avec sincérité de cœur. Les secrets de la guérison, l'habileté de voir au-delà de la simple réalité, le don de pouvoir communiquer mentalement avec un autre sont tous des aspects du système magique Bouddhiste. Comme tout groupe d'alchimistes, ils tentent d'allonger leur durée de vie au-delà de ce qui est considéré comme une période normale. Pourtant, aucune de ces habiletés ne sera disponible pour vous si vous n'amorcez pas votre étude avec une attitude adéquate.

Les techniques de Qi-Gong démontrées dans les premières leçons sont les méthodes de base qui augmenteront votre capacité à expérimenter avec les énergies spirituelles. Après avoir acquis cette habileté, nous porterons notre attention sur les aspects pratiques de la science ésotérique orientale qu'est le Kuji-In. Nous vous encourageons à en apprendre davantage à propos de la médecine chinoise ainsi qu'à propos de canaux énergétiques du corps. Il est également très important que vous choisissiez une technique de méditation et que vous vous y adonniez fréquemment si vous désirez réellement bénéficier du potentiel énorme que recèlent les techniques exposées dans ce manuel. Pour les débutants, une technique simple de méditation est expliquée dans ce livre. Au fil de vos apprentissages et de vos pratiques, vos expériences du Qi-Gong et du Kuji-In s'amélioreront.

Systèmes Énergétiques Orientaux : Jin, Qi, Shen

Dans la section précédente, nous avons expliqué que l'énergie peut se manifester de multiples façons : lumière, mouvement, électricité, vie… Ainsi, nous découvrons que l'énergie se manifeste dans notre corps de plusieurs façons. Nous les avons classées ici sous trois types d'énergie : Jin, Qi et Shen. Ce sont les énergies qui se déversent dans le corps physique selon la médecine chinoise traditionnelle. Ils portent d'autres noms dans la philosophie occulte orientale, nous en parlerons plus tard.

Jin

L'énergie qui influence directement le plan physique est appelée Jin. C'est cette puissance qui est convertie en mouvement physique, il s'agit d'énergie de chaleur et est la force motrice de chaque action. Du Jin peut être obtenu à partir du Qi, qui est une source plus subtile d'énergie. Plusieurs méthodes visant à convertir le Qi en Jin incluent une forme ou une autre de compression du Qi jusqu'à ce que celui-ci soit assez dense pour devenir disponible sur le plan physique, où il peut se manifester. Le Jin peut produire de la chaleur, il peut créer des courants électriques plus forts au sein de notre système nerveux, il peut guérir notre corps plus rapidement que le seul Qi et il peut augmenter la force physique. Le Jin est l'énergie qui agit sur la matière brute. Il circule librement au bas de l'abdomen.

Vous développerez votre capacité à augmenter le Jin au moyen d'exercices de respiration et pratiques de Qi-Gong. Le Jin sera utilisé dans plusieurs pratiques sur le plan physique que vous apprendrez au cours des prochaines sections. Le Jin nous assiste dans le développement de la volonté et de la confiance en soi, deux qualités qui aideront le Jin à se manifester au plan physique.

Qi

Le Qi est l'énergie dans sa forme éthérée. C'est notre source de vie, de la bioélectricité. Le Qi est naturellement utilisé par notre corps pour toutes nos fonctions vitales et le cerveau en fait grand usage pour fonctionner. Le Qi peut circuler d'un endroit à un autre avant d'être converti en sa forme active, le Jin, ou en sa forme plus élevée encore, le Shen. Il est souhaitable de développer et d'accumuler du Qi puisqu'il est facile de l'utiliser et parce qu'il nous offre l'éventail d'applications le plus large. Les techniques de respirations favorisent et potentialisent le mouvement du Qi dans le corps, ainsi que notre capacité d'utiliser efficacement l'imagerie mentale.

Plus le Qi circule librement à l'intérieur et autour de votre corps, plus vous serez en santé et plus vous pourrez avoir les idées claires et demeurer alerte.

Le Qi peut être emmagasiné dans la batterie corporelle pour utilisation ultérieure (plus de détails à ce sujet dans d'autres chapitres). Le Qi peut se déplacer à l'intérieur du corps et, avec de l'expérience, à l'extérieur du corps également. Il peut être transféré à quelqu'un d'autre aux fins de guérison ou simplement pour échanger du Qi avec quelqu'un d'autre. Les grands médecins chinois l'utilisaient dans toutes sortes de techniques médicales. Les artistes martiaux l'utilisent pour augmenter leur puissance et leur rapidité. Le Qi est également appelé Chi dans le cas du Chi-Gong, ou Ki. Les caractères chinois et japonais ne sont pas alphanumériques; il s'agit plutôt de pictogrammes, donc leur épellation francophone varie.

Shen

Le Shen est l'aspect spirituel de l'énergie. Il est beaucoup plus volatile et plus difficile à ressentir. Il est toujours présent, mais la majorité des gens ne s'en rend absolument pas compte. Il s'agit de l'énergie utilisée dans les méthodes spirituelles internes comme la prière ou la méditation. À mesure que nous développons le Shen, nous développons également notre Esprit et élevons notre conscience. Il existe très peu d'information à propos du Shen pour la majorité des gens. En fait, l'adepte des pratiques spirituelles n'en devient réellement conscient qu'après un long entraînement.

Chakras

Nous ne nous attarderons pas très longuement sur les Chakras. Il s'agit d'un sujet bien trop vaste pour être couvert en détail dans ce livre, mais nous vous fournirons l'information de base nécessaire à l'utilisation des différentes techniques exposées ici.

Les Chakras sont les centres énergétiques principaux se trouvant dans le corps physique. Chacun d'eux possède des fonctions primaires que vous devrez connaître. Elles seront décrites en conjonction avec les techniques qui les activent. Les Chakras principaux sont au nombre de sept.

1- Chakra de la base : Il se trouve à la base de l'épine dorsale; de la base du bassin devant le corps jusqu'au coccyx. Le Chakra de base couvre ainsi toute la base du corps.

2- Chakra du nombril : Se trouve à environ un pouce en dessous du nombril.

3- Chakra du plexus solaire : Situé au plexus solaire, juste en dessous du sternum.

4- Chakra du coeur : Est placé en plein centre du sternum, devant le coeur.

5- Chakra de la gorge : Localisé juste au-dessus du sternum, à la base de la gorge.

6- Chakra du troisième œil : Se trouve entre les sourcils.

7- Chakra de la couronne : Situé sur le dessus de la tête, son point central étant directement sur le dessus de celle-ci, il s'étend pour couvrir une partie de la tête, entourant le front et l'arrière du crâne.

Un autre Chakra important est appelé « La Porte de Jade ». Il est situé derrière la tête sur la crête osseuse à l'arrière du crâne.

Juste derrière le Chakra du nombril, au centre du corps, à l'intérieur du bas de l'abdomen, se trouve une région appelée « Dan-tian » en médecine chinoise; nous y ferons référence au cours de nos pratiques. C'est à cet endroit que l'énergie du corps est amassée et emmagasinée pour usage ultérieur.

Il n'est pas nécessaire de vous souvenir de tous ces Chakras pour le moment. Nous vous donnerons toute l'information dont vous aurez besoin à propos des Chakras au fil des pages de ce livre.

Techniques

Alors que vous commencez votre entraînement, nous vous encourageons à adopter une alimentation saine et à faire des exercices physiques réguliers afin de promouvoir la bonne santé de votre corps. Certaines des techniques que vous apprendrez sont plus exigeantes que d'autres. Respectez vos limites tout en essayant de les dépasser de façon sécuritaire. Puisque certaines de ces techniques élèveront peut-être votre température corporelle de façon assez marquée nous vous encourageons à boire beaucoup d'eau.

Il est souhaitable d'expérimenter toutes les techniques au moins une fois, jusqu'à ce que vous découvriez celles que vous préférez. Lorsque vous aurez déterminé ce qui fonctionne le mieux pour vous, sentez-vous totalement libre de passer plus de temps avec les techniques que vous préférez. Suivez votre cœur et ne doutez pas de vous-même. Vous devriez utiliser au moins une pratique pour le corps physique, une pratique pour le cœur, une pour le mental et une pour l'Esprit. Vous remarquerez les premiers résultats, subtils, assez rapidement. Ensuite, une période pouvant être plus longue peut se passer avant que vous ne puissiez constater de résultats tangibles. Au cours de cette période « plateau », votre corps accumulera de l'énergie et en augmentera le niveau. Ne commencez pas votre entraînement en vous concentrant sur le résultat final que vous désirez éventuellement atteindre, appréciez plutôt les bénéfices immédiats que ces exercices vous procurent. Cela dit, avant toute chose, cherchez l'Amour. Si vous cherchez la puissance, il faudra beaucoup plus de temps aux effets pour se manifester, et ils ne seront pas aussi impressionnants.

Le corps physique

La respiration

Respiration Normale et Inversée

Respiration Normale:

La respiration appelée Normale est bien différente du cycle de la respiration automatique qui vous garde en vie alors que vous ne pensez pas à respirer. La raison en est simple : personne ne respire réellement comme il se devrait sans y accorder une certaine attention. La plupart des gens inspirent seulement environ 11 ml d'oxygène par minute, bien moins que ce dont votre organisme a besoin afin d'être en santé. Une respiration dite Normale est une respiration saine.

Une inhalation devrait pratiquement remplir vos poumons sans fatiguer votre abdomen ni votre diaphragme. L'inspiration devrait naturellement remplir votre abdomen, sans soulever le haut de votre tronc. Une respiration profonde ne devrait même pas faire bouger vos côtes supérieures. Placez une main sur votre cœur, à l'endroit où vos côtes rejoignent le sternum, entre votre plexus solaire et votre gorge. Prenez une grande inspiration et vérifiez si vos côtes bougent. Si elles le font, vous emplissez de façon exagérée la partie supérieure de vos poumons et la partie inférieure ne reçoit pas assez d'air. Bien qu'il soit impossible de garder la cage thoracique totalement immobile (ce qui n'est pas l'objectif de toute façon), elle devrait bouger le moins possible sans exiger trop d'effort.

Quand vous expirez, laissez votre abdomen au repos jusqu'à ce que l'air n'en sorte plus, et ce, de façon naturelle. Ensuite, tirez légèrement votre abdomen vers l'intérieur, sans faire d'effort. Ceci ne purgera pas entièrement l'air de vos poumons. Si vos côtes se déplacent trop vers l'intérieur ou vers le bas, cela signifie que vous les avez soulevées lorsque vous avez inspiré, ou que vous avez trop empli la partie supérieure de vos poumons.

Quand vous respirez normalement, c'est votre abdomen qui sort et entre légèrement (au fil de vos respirations). Le cycle de la respiration ne devrait pas exiger d'effort particulier, mais devrait remplir vos poumons à 80 % de leur capacité maximale. Emplir ses poumons à 100 % exige un certain effort, ce qui n'est pas naturel. Expirer avec force en tirant votre abdomen vers l'intérieur à la fin de l'expiration dégage vos poumons de leur air jusqu'à 10 ou 20 % de leur capacité. Tout comme il n'est pas sain d'emplir vos

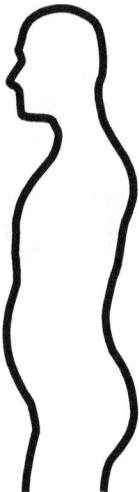

Inspiration
Abdomen sorti
Haut du torse normal

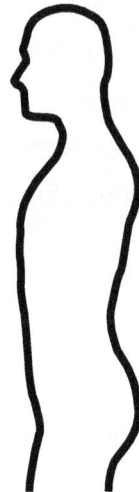

Expiration
Abdomen entré
Haut du torse normal

poumons à 100 %, il n'est pas sain de les vider complètement non plus; le faire exigerait l'utilisation de plus de force que pour une expiration naturelle.

Afin de l'apprendre, essayez d'emplir vos poumons jusqu'à saturation (sans vous faire mal), tout en gardant votre cage thoracique aussi immobile que possible. Retenez ensuite votre souffle pendant une dizaine de secondes; expirez complètement et retenez votre souffle une fois de plus (alors que vous êtes « vide »). Laissez tous vos muscles se détendre et laissez votre corps respirer sans tenter de l'influencer. Maintenant, prenez une respiration Normale, emplissez vos poumons avec votre abdomen en ne faisant qu'un effort léger. Tenez votre air pendant 3 secondes, puis laissez-le aller sans autre effort qu'une légère traction interne avec votre abdomen à la fin de l'expiration.

Voici ce que l'on appelle une respiration Normale. La respiration Normale sera utilisée dans toutes les techniques qui focalisent sur l'élévation de soi, telles que la méditation et l'entraînement mental et spirituel. La respiration Inversée est utilisée dans le développement physique afin d'ouvrir les canaux énergétiques du corps et augmenter la capacité de manifester le Qi sur le plan physique.

Respiration Inversée

Afin de bien saisir les principes de la respiration Inversée, vous devez d'abord vous exercer à bien faire la respiration Normale. Il est important de garder sa cage thoracique presque immobile en faisant la respiration Inversée. Vous devriez également comprendre les principes du Jin, Qi et Shen pour en faire une pratique efficace.

Le cycle de la respiration Inversée est utilisé afin de concentrer ou comprimer votre Qi de manière à le rendre plus dense afin qu'il puisse devenir disponible sur le plan physique. Elle est utilisée afin de produire du Jin à partir de votre Qi. Lorsque vous comprimez le Qi, vous sentez une certaine chaleur. Il s'agit du Jin.

Afin de clarifier cela pour vous, oubliez la respiration Normale quelques instants et respirez d'instinct, sans y réfléchir. Imaginez que vous êtes dans une situation où vous êtes très alerte, peut-être avez-vous besoin de vous défendre, de sorte que vous devez être disponible à l'action à tout moment. En fermant les poings, prenez une grande respiration, profonde, mais rapide, sans y réfléchir. La plupart des gens verront leur abdomen « entrer » vers l'intérieur

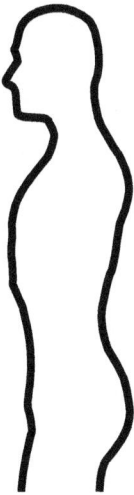

Inspiration
Abdomen entré
Haut du torse normal

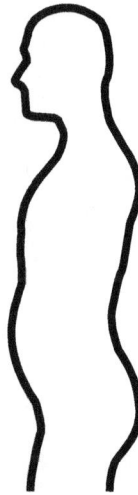

Expiration
Abdomen normal
Haut du torse normal

lors de l'inspiration, et « sortir » lorsqu'ils expirent. Faites quelques essais avec cette méthode de respiration.

Lorsque vous êtes en danger, le corps fait une respiration Inversée de façon totalement naturelle, s'apprêtant ainsi à rendre l'énergie disponible pour une action physique. La respiration rapide décrite ci-haut n'était qu'un exemple. Pour la méthode de la respiration Inversée, le souffle devrait être pris de manière aussi douce que lors d'une respiration Normale, sauf sur avis contraire.

Lorsque nous expérimentons avec des méthodes dont l'objectif est de manifester des phénomènes physiques, nous utiliserons la respiration Inversée. Le haut de la cage thoracique ne bouge toujours pas et vous devriez toujours respirer de manière lente et confortable. En inspirant, contractez votre abdomen, en le rentrant légèrement. En expirant, relâchez complètement vos muscles abdominaux, en poussant légèrement vers l'extérieur à la fin de l'expiration, et ce, sans faire d'effort.

Méthode radiale pour amasser du Qi

Avant de faire quoi que ce soit requérant du Qi, vous devez en avoir une certaine réserve. Œuvrer sans réserve de Qi tarira votre propre force vitale, ce qui devrait être évité à tout prix. Amasser du Qi est assez simple, et vous pouvez le faire à peu près partout dans la mesure où vous ne faites pas déjà quelque chose requérant de la concentration. Par exemple, ne le faites pas lorsque vous êtes dans un véhicule en mouvement. Lorsque vous amassez le Qi, ceux qui vous entourent ainsi que vous-même serez davantage sujet à perdre votre concentration. Par exemple, tous pourraient se sentir somnolent, ou au contraire hyperactif, ou avoir d'étranges sensations, surtout si vous n'êtes pas habitué à ressentir le Qi circuler. De plus, vous devrez être en mesure d'utiliser votre concentration afin de faire les visualisations mentales nécessaires à la collecte, l'emmagasinage et la circulation du Qi. L'énergie que vous visualisez est réelle et elle suit vos pensées. Pendant que vous l'imaginez circuler vers le bas, avec votre respiration, jusqu'au dessous de votre nombril, le Qi sera déplacé à votre Dan-tian. Lorsque vous l'imaginez se condenser à cet endroit, le phénomène se produira réellement. Vous pouvez utiliser des images comme guides si vous le désirez et vous trouverez utile d'imaginer l'énergie que vous êtes en train de déplacer comme étant un nuage blanc qui « coule » tel un courant a l'endroit que vous aurez choisi mentalement.

Placez vos paumes sur votre Dan-tian, qui se situe juste au-dessous du nombril (fig.1). Les hommes doivent toucher leur Dan-tian avec leur paume gauche, la main droite par-dessus la main gauche; les femmes avec leur paume droite, la main gauche par-dessus la main droite. Si vous êtes debout, fléchissez légèrement les genoux. Si vous êtes assis, essayez de garder votre colonne vertébrale bien droite et ne croisez pas vos jambes.

En inspirant, visualisez une lumière blanche qui vous entoure, qui pénètre tous les pores de votre peau, circulant

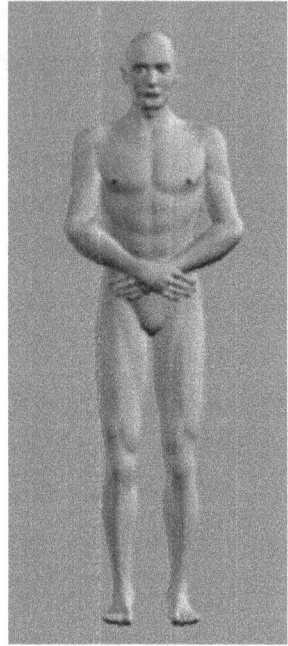

Fig.1

dans tout votre corps et saturant votre Dan-tian. Souvenez-vous que ce que vous visualisez est effectivement en train de se produire. En expirant, toute cette énergie blanche est condensée en une boule dense d'énergie dans votre Dan-tian, au centre de votre corps juste en dessous du nombril. Amassez du Qi en respirant normalement, profondément et calmement. Prenez le Qi autour de vous et concentrez-le dans votre Dan-tian.

Levez-vous, prenez quelques respirations Normales et détendez-vous. Fléchissez vos genoux légèrement et débutez.

En inspirant, imaginez qu'une lumière blanche provenant d'au-dessus de vous entre dans votre corps par le dessus de votre tête, un peu comme un vent de couleur blanche, descendant tel un courant continu dans votre Dan-tian (fig.2). Vous pouvez utiliser la figure 2 comme support à vos visualisations. En expirant, l'énergie demeure captive dans votre abdomen et devient telle une boule de lumière. Prenez neuf inspirations, calmement, en absorbant le Qi (la lumière blanche) depuis l'espace au-dessus de votre tête. Vous aurez peut-être tendance à contracter les muscles de votre abdomen et de vos bras lorsque vous faites cet exercice la première fois. Il s'agit là d'un réflexe normal. Exercez-vous

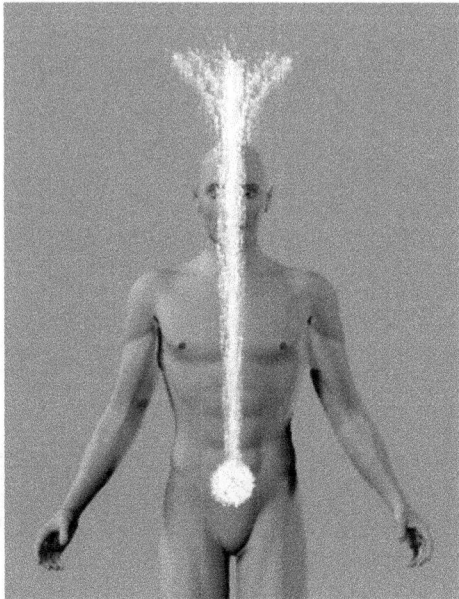

Fig.2

à n'utiliser que votre volonté pour canaliser l'énergie en vous, tout en demeurant détendu.

Dans l'exercice suivant, vous attirerez l'énergie avec vos deux mains, à travers votre tronc, jusqu'à votre Dan-tian. Vous inspirerez et attirerez l'énergie avec vos deux mains simultanément. Pour ce faire, placez vos bras en croix, les paumes vers l'extérieur, absorbez l'énergie par le milieu de vos paumes, attirant l'énergie le long de vos bras, votre tronc et enfin votre Dan-tian. Répétez cette séquence neuf fois (inspirez et attirez l'énergie jusqu'à votre Dan-tian). Détendez-vous et faites en sorte que tout l'exercice exige aussi peu d'effort que possible.

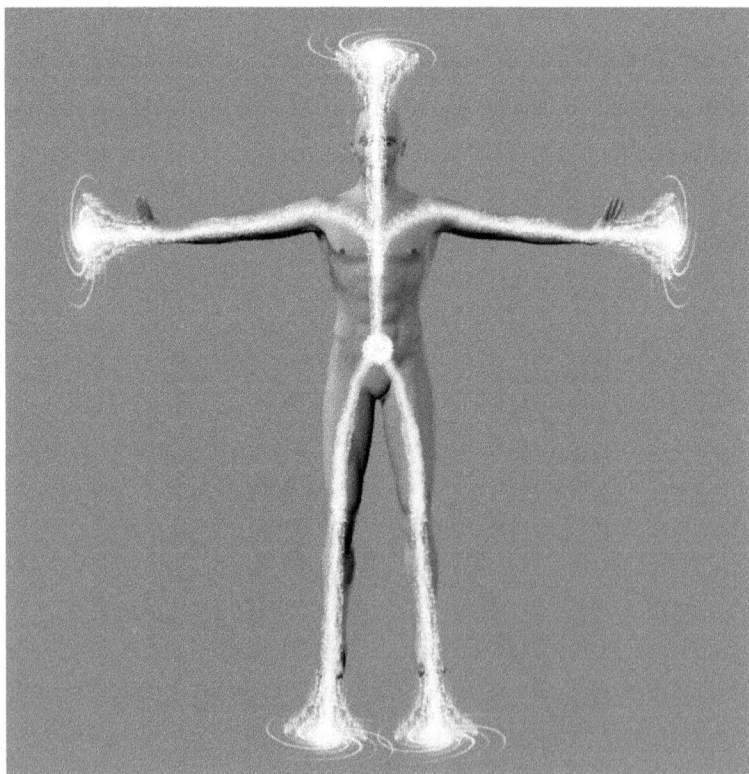

Fig.3

Ensuite, vous répéterez ce processus avec vos deux pieds, « aspirant » l'énergie à travers la plante de vos pieds, le long de vos jambes et jusqu'à votre Dan-tian. Lorsqu'elle s'y trouve, visualisez la boule d'énergie blanche grandir et devenir de plus en plus puissante à chacune de vos neuf respirations.

Une fois que vous aurez pris vos neuf respirations tout en attirant l'énergie en vous jusqu'à votre Dan-tian au moyen de chacun des cinq centres (depuis le dessus de votre tête, vos deux mains et vos deux pieds), vous referez l'opération, mais cette fois-ci avec vos cinq centres simultanément, en utilisant les 5 points d'entrée en même temps afin de saturer d'énergie votre Dan-tian avec neuf respirations (fig. 3)

Terminez cet exercice en plaçant vos mains par-dessus votre Dan-tian et prenez quelques répétitions Normales. Ceci vous aidera à emmagasiner l'énergie que vous avez amassée.

Sentir la circulation du Qi

Alors que votre corps absorbe et fait circuler l'oxygène, il fait également circuler de façon naturelle de l'énergie sous forme bioélectrique. Cette énergie est utilisée par les fonctions corporelles ainsi que pour maintenir la vie. Plus l'énergie circule calmement et en douceur, plus nous sommes en santé et plus claires sont nos pensées. Nos émotions sont influencées par ce courant d'énergie bioélectrique ainsi que par nos hormones.

De la même façon dont nous avons appris à attirer l'énergie dans notre Dan-tian en attirant notre attention sur notre respiration et en visualisant l'énergie bioélectrique transportée par notre respiration jusque dans notre plexus solaire, nous pouvons également nous concentrer sur notre respiration et diriger la bioélectricité de d'autres façons. Par exemple, nous pouvons diriger cette énergie partout dans notre corps simplement en le souhaitant. Lorsque nous voulons lever un bras, nous n'avons pas besoin de savoir comment le sang coule dans les veines, comment l'énergie nerveuse stimule les fibres musculaires pour les faire contracter. La seule chose que nous devons faire est de vouloir lever le bras, et le bras se lève. Un bébé peut lever son bras aussi facilement qu'un scientifique. Il n'a qu'à souhaiter le faire.

Afin d'en provoquer l'occurrence selon votre volonté, nous n'avez qu'à imaginer l'endroit où se trouve l'énergie et l'endroit où vous voulez qu'elle aille, et le Qi se comportera en conséquence, suivant le flot de vos images mentales. Avec du temps et de la pratique, vous pourrez sentir ce mouvement du Qi de la même manière que s'il s'agissait de vent circulant dans votre corps. Certains décrivent la sensation comme étant de l'eau coulant de la source du Qi jusqu'à l'endroit choisit. Le nom traditionnel de cet art consistant à diriger l'énergie selon sa volonté est « Qi-Gong » ce qui signifie « la pratique du Qi ».

La respiration augmentera le mouvement du Qi. La visualisation à elle seule provoquera également la circulation du Qi, mais pas suffisamment pour rendre vos pratiques réellement efficaces. Afin de maximiser leurs effets, vous devez respirer correctement, vous imaginer mentalement le flot du Qi, ensuite vous devez souhaiter que la bioélectricité se déplace vers un endroit spécifique. Tout cela est très similaire au fait de vouloir bouger le bras ; vous le souhaitez et cela se produit, même si le reste de votre corps demeure immobile. Il s'agit d'une action isolée qui n'agit que sur la partie de vous-même que vous désirez bouger. Respirer Normalement est essentiel au développement de vos canaux énergétiques ainsi qu'à l'utilisation du Qi pour ses multiples applications. Lorsque vous inspirez, vous attirez l'énergie en vous et lorsque vous expirez, cette énergie se dirige là où vous le voulez. Des visualisations claires, une respiration appropriée et l'usage convenable du désir sont cruciaux aux mouvements efficaces du Qi.

Il est important que vous respectiez les directives de l'entraînement de base décrit ici afin que vous puissiez entraîner correctement votre mental à visualiser la circulation de la bonne énergie, selon vos désirs. Nous suggérons fortement de ne jamais imaginer d'énergie chaotique ou désordonnée circulant dans votre corps puisque ceci peut influencer négativement vos fonctions corporelles.

Une approche par étape est nécessaire au développement de votre capacité mentale de contrôle du Qi dans votre corps. À mesure que vous intégrez la connaissance et l'expérience nécessaires dans l'art de diriger le courant d'énergie, vous pourrez sentir l'effet de votre entraînement et comprendre les différentes applications du Qi-Gong de façon plus rapide et plus complète.

Technique pour apprendre à sentir le Qi

Après avoir pratiqué la méthode de la collecte du Qi, votre corps renferme légèrement plus de Qi que d'habitude, ce qui rendra la sensation du Qi plus facile. Ne faites jamais d'exercice de Qi sans d'abord en remplir vos réserves, autrement vous pourriez utiliser votre propre force vitale ou réserves bioélectriques, ce qui peut mener à des effets indésirables comme la fatigue ou la maladie.

Prenez quelques respirations Normales. Placez votre paume droite par-dessus votre bras gauche, sans le toucher, en gardant une distance d'au moins un pouce. Vous allez maintenant utiliser la méthode de respiration Inversée. Alors que vous inspirez et que vous contractez légèrement votre abdomen, chargez votre main droite de Qi en vous imaginant que votre main est saturée de lumière ou d'un « vent » blanc. En expirant, détendez votre abdomen et visualisez le Qi émanant de votre main droite vers la surface de votre bras gauche. Utilisez votre volonté et votre imagination pour produire cet effet. Déplacez votre main droite au-dessus de la peau de votre bras pendant que vous commencez à ressentir une légère sensation se dégageant directement de votre main droite.

Le Qi peut déclencher des sensations de chaleur, de froid, d'air en mouvement, de chatouillement ou encore rien du tout lorsque vous faites cette expérience la première fois. Après avoir fait quelques respirations, en utilisant votre paume pour diffuser le Qi, tentez de faire le même processus, mais en pointant les doigts. Pour ce faire, gardez votre bras droit tendu et pointez les doigts de la main gauche vers votre bras droit, déplaçant les doigts de votre main gauche depuis ceux de votre main droite, remontant jusqu'au coude dans un mouvement lent de va et viens, alors que vous poursuivez toujours vos respirations Inversées ainsi que votre visualisation. Vous finirez pas ressentir le Qi circuler.

Qi-Gong

Petite et Grande circulation

Ce qui suit est un résumé sommaire de la petite et grande circulation. Il existe une quantité énorme de connaissance disponible sur ce sujet et nous recommandons que vous en appreniez davantage à ce sujet après avoir appris ces pratiques de base.

Il existe deux canaux principaux dans lesquels circule le Qi, l'un d'entre eux passant le long du milieu de l'avant de votre corps, et l'autre le long du milieu de l'arrière de votre corps. Le canal antérieur se nomme le « Vaisseau de la conception » et le canal postérieur, courant le long de la colonne vertébrale, se nomme le « Vaisseau gouverneur ».

La Petite circulation

Nous utiliserons la respiration Inversée pour cette technique, pendant que vous visualisez une lumière blanche circulant dans vos vaisseaux. La figure 4 vous aidera à saisir la trajectoire de cette visualisation. Au moyen de la respiration Inversée, inhalez une fois alors que vous faites les étapes de 1 à 4, pour ensuite expirer à l'étape 5.

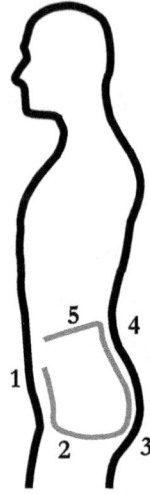

Fig.4

Faites quelques respirations Normale et détendez-vous.

En commençant à respirer, visualisez le Qi blanc émanant de votre Dan-tian. Tout en contractant votre abdomen, visualisez le Qi se déplaçant vers le bas dans votre Vaisseau de la Conception (#1). Le Qi continue de circuler lentement vers le bas, sous votre entre-jambe alors que vous contractez votre périnée (#2). Le Qi se déplace vers l'arrière jusqu'à votre coccyx puis vers le haut pendant que vous contractez vos fessiers (#3). Ensuite, vous complétez l'inhalation alors que le Qi circule le long de votre colonne vertébrale au niveau de votre Dan-tian (#4). En expirant, et en relâchant votre abdomen, le Qi retourne dans votre Dan-tian (#5).

Commencez avec quelques petites circulations consécutives et essayez de sentir le Qi circuler. Il est recommandé de faire neuf boucles complètes à la fois, puis de se reposer. Faites ces exercices lentement et confortablement.

La Grande circulation

En utilisant la figure 5 comme guide de visualisation, complétez une inhalation tout en faisant les étapes #1 à #5. Expirez naturellement, sans visualiser.

Faites quelques respirations Normales et détendez-vous.

Au moment de commencer votre inspiration, contractez votre abdomen et visualisez le Qi blanc émaner de votre Dan-tian et descendre dans votre Vaisseau de la Conception (#1). Le Qi continue de circuler en douceur vers le bas et en dessous de votre tronc alors que vous contractez votre périnée (#2). Le Qi retourne vers l'arrière, vers le coccyx et remonte le long de votre dos alors que vous contractez vos fessiers (#3). Tout en maintenant votre abdomen, périnée et fessiers contractés, visualisez le Qi circuler vers le haut le long de votre dos jusqu'au dessus de votre tête (#4). Terminez votre inhalation alors que le Qi commence à redescendre, suivant votre front et votre nez (#5). En expirant, relâchez toute contraction et le Qi retournera naturellement vers le bas de votre corps, empruntant le Vaisseau de la Conception, jusqu'au point de départ (#1).

Faites neuf de ces circulations à la fois, ensuite détendez-vous. Faites toujours ces exercices lentement et confortablement.

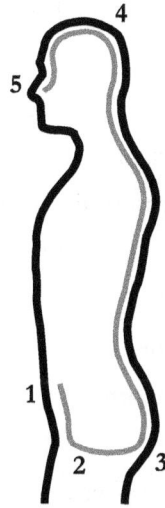

Fig. 5

La Danse du Dragon

La Danse du Dragon Qi-Gong procure plusieurs bénéfices, depuis la guérison jusqu'à l'élévation de votre niveau d'énergie. Il s'agit d'une prière corporelle qui fait appel à votre Esprit Divin afin de circuler dans votre corps. Elle activera la circulation, développera l'équilibre, stimulera le système endocrinien, améliorera vos systèmes de défenses biologiques, provoquera la régénération et bien plus encore.

Un effet plaisant de la danse sera d'aider votre corps à convertir le gras en énergie utile. De plus, elle augmentera légèrement votre température corporelle, contribuant encore davantage à la perte de poids. En tournant vos hanches et en bougeant vos cuisses, vous remodèlerez votre corps et développerez votre flexibilité.

Vous aurez peut-être à lire le paragraphe suivant quelques fois afin de comprendre la prochaine technique suffisamment pour la faire correctement. Vous bougez vos mains jointes en trajectoire à trois cercles (fig. 6), tout en balançant vos hanches dans la direction opposée. Ceci positionnera votre colonne vertébrale en forme de S (fig. 7). Suivez étapes #1 à #8 et mémorisez-les. Les cercles traversent votre gorge, votre plexus solaire et votre périnée, ensuite votre plexus solaire et votre gorge une fois de plus, afin de compléter la forme d'un 8.

Lorsque vos mains sont au milieu de votre corps, vos hanches le sont également et vous regardez légèrement vers le sol. Lorsque vos mains sont à votre droite, vos hanches sont vers la gauche et vous regardez également vers la gauche. Lorsque vos mains sont à

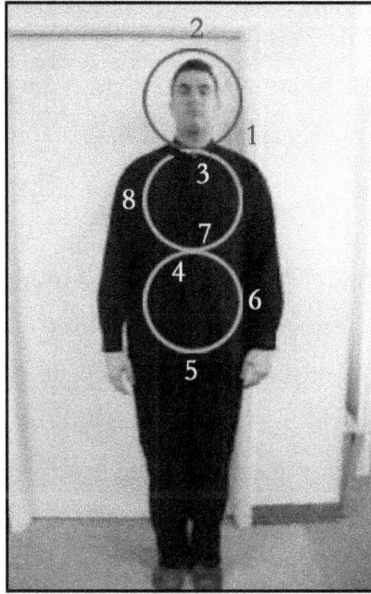

Fig.6

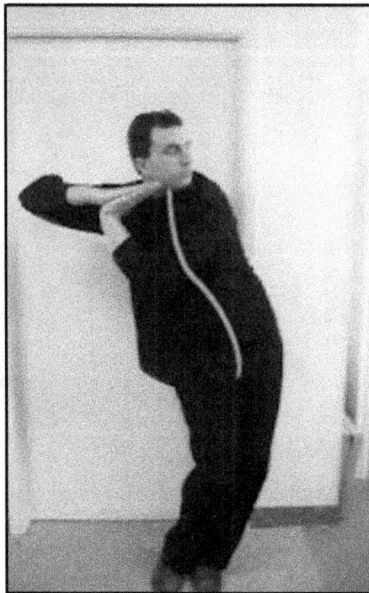

Fig.7

votre gauche, vos hanches sont vers la droite et vous regardez également vers la droite. En vous accroupissant, vous fléchissez vos jambes jusqu'à être en position de demi-accroupissement, vos mains étant placées au numéro 5 sur le trajet de la figure 6. Le cercle du haut du trajet sera complété davantage devant vous qu'au dessus de votre tête.

La Danse est exécutée en deux étapes. La première est le mouvement actif du Dragon, et la seconde est une série de respirations contemplatives, sans mouvements. Nous vous présentons les photos ci-dessous afin de vous aider à comprendre et exécuter la Danse. Allez lentement pour commencer, en vous accoutumant à chacun des mouvements avant de faire la Danse en entier en un seul mouvement fluide.

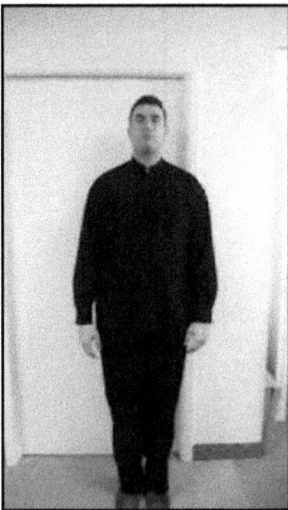

Étape 1
Soyez en paix. Voyez vous jeune,
en santé et en paix.

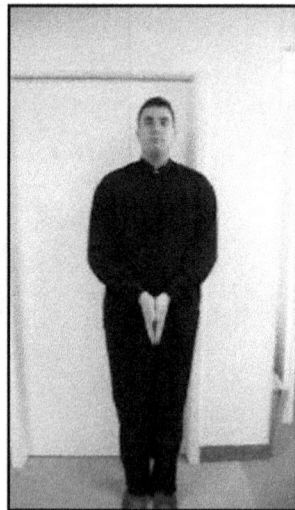

Étape 2
Paumes ensembles,
devant votre périnée.

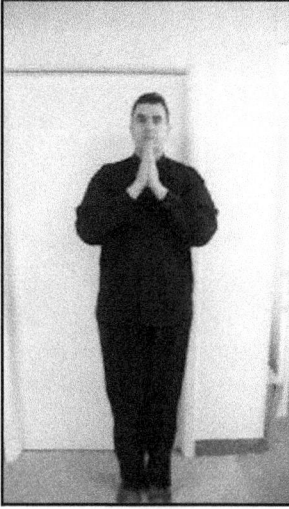

Étape 3
Mains en haut, au mentaon.

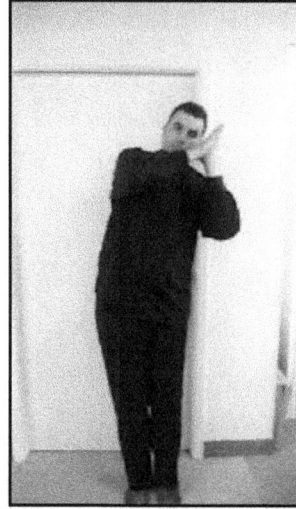

Étape 4
Mains vers la gauche, hanches
légèrement vers la droite.

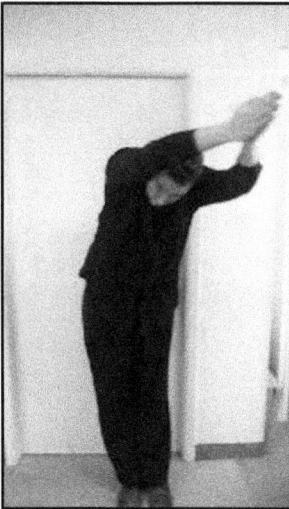

Étape 5
Mains devant, hanches derrière,
baisser la tête entre les bras.

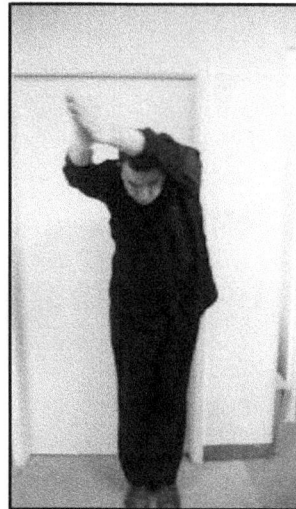

Étape 6
Mains à droite, hanches
vers la gauche.

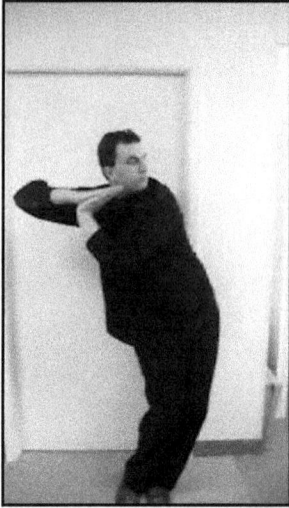

Étape 7
Mains à droite, pointant vers la
gauche, hanches vers la gauche.
Comencer à s'accroupir.

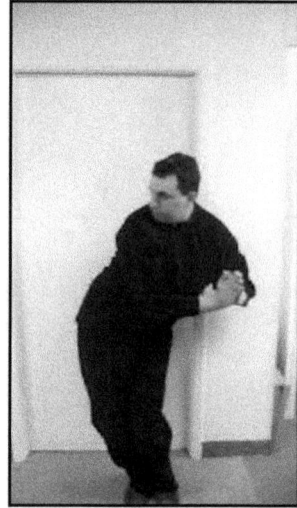

Étape 8
Mains passent devant la gorge,
ensuite à gauche; hanches à droite,
colone vertébrale en forme de S.

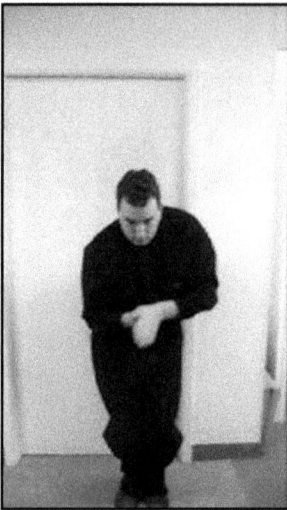

Étape 9
Mains devant le plexus solaire,
main droit à l'intérieur,
s'accroupir encore plus.

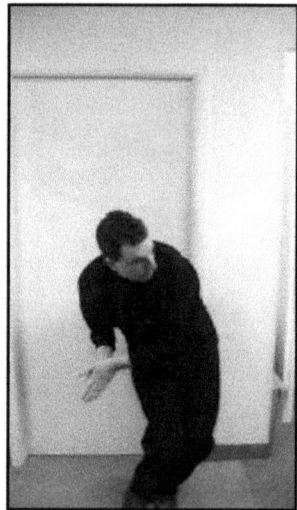

Étape 10
Mains en bas à droite,
hanches et genoux à gauche,
s'accroupir plus.

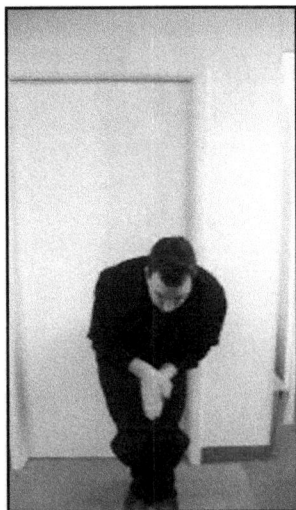

Étape 11
Mains à plat devant le périnée,
main gauche à l'intérieur.

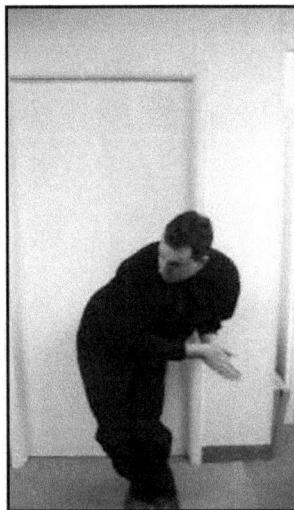

Étape 12
Mains vers la gauche,
on se relève un peu.

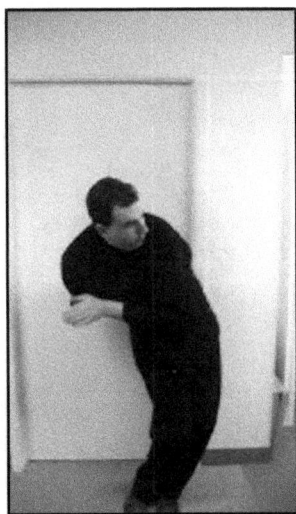

Étape 13
Mains devant le plexus solaire,
mains vers la droite,
hanches vers la gauche.

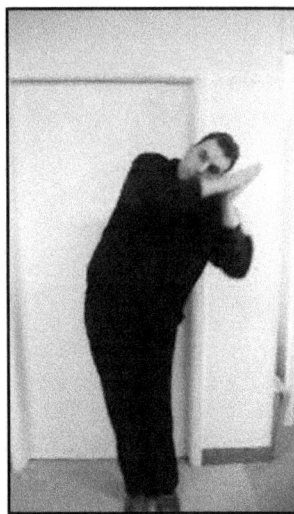

Étape 14
Mains passent devant la gorge et
vont vers la gauche, hanches vers
la droite, se redresser.

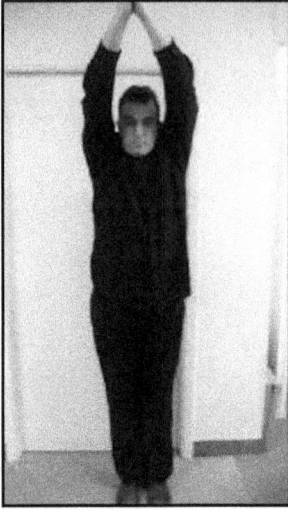

Étape 15
Main vont plus haut que la tête
légèrement en avant.
Posture droite.

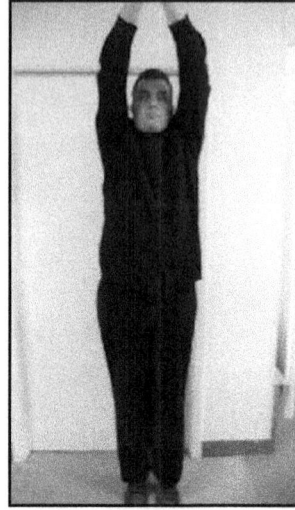

Étape 16
Sur le bout des orteils en levant
les talons du sol, fléchir le tronc
légèrement vers l'avant, garder le
ballant quelques secondes.

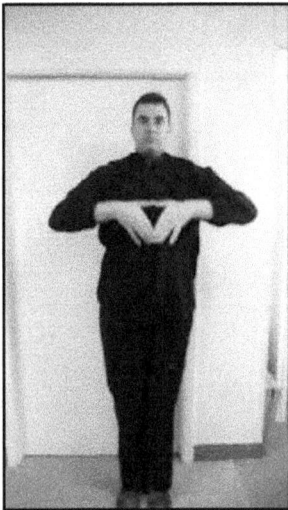

Étape 17
Avec les talons de retour sur le
sol, former un triangle avec les
indexes et les pouces,
baisser les mains.

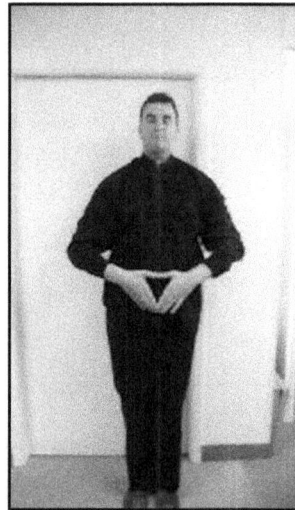

Étape 18
Garder les mains
devant le Dan-Tian
Respirer normalement pendant
30 secondes.

Faites la Danse du Dragon une fois, puis respirez normalement pendant 30 secondes, en gardant vos mains devant votre Dan-tian. Concentrez-vous sur des pensées de jeunesses et de bonheur. Gardez votre colonne vertébrale bien droite et souriez légèrement, même si vous devez forcer un sourire. La Danse du Dragon prend environ une minute par cycle complet. Faites ces cycles en multiples de trois. Faire neuf répétitions le matin, neuf le midi et neuf le soir apportera plusieurs changements dans votre corps physique et vos vaisseaux énergétiques.

Une fois que vous êtes habitués aux mouvements, combinez la respiration et la forme du Dragon. Inspirez à chaque mouvement où vous devez soulever la main et expirez lorsque vous la redescendez. Les effets de la Danse seront grandement augmentés.

L'Élixir de la Vie

La théorie et la pratique des techniques d'allongement de la vie sont bien simples, mais il faut du temps pour arriver au résultat recherché. Mais encore, vous avez le reste de votre vie pour atteindre vos buts, alors vous pouvez apprécier la pratique de ces techniques tout en allongeant votre vie.

Inspirez la Vie sous forme de lumière blanche, intégrez-la en vous par la paume de vos mains, la plante de vos pieds et le dessus de votre tête. À chaque inspiration, absorbez le Qi au moyen de vos 5 extrémités, en le dirigeant vers votre abdomen, où vous le concentrez, à l'intérieur de votre Dan-tian. À chaque expiration, l'air est expulsé alors que l'énergie demeure en vous, bien que vous ne devriez pas vraiment vous concentrer sur cet aspect de la technique. Laissez vos expirations se faire naturellement et avec calme.

Une fois que vous êtes en mesure de visualiser le Qi se densifier en une boule d'énergie puissante (d'un diamètre d'environ 6 pouces) dans votre abdomen, détendez-vous et visualisez la sphère devenir encore plus dense. Imaginez qu'elle devient également de plus en plus tangible, concrète. Cette énergie sera convertie en une « pile » saturée de bioélectricité rouge si dense que vous pouvez même sentir physiquement. Continuez de charger de Vie votre « pile » rouge au moyen de la visualisation. Alors que vos fluides corporels circulent par votre abdomen, cette concentration d'énergie rouge déverse son sérum dans votre circulation, qui parviendra à chaque recoin de votre organisme, le chargeant de lumière de Vie, rouge et brillante. Visualisez cette énergie rouge devenir encore de plus en plus dense et se concentrer dans votre Dan-tian.

Cette pratique n'est qu'une partie de ce qui peut être fait pour allonger votre espérance de vie. La prière, la gratitude envers la Vie, le chant de mantras ou prendre part en toute pratique en laquelle vous croyez afin de démontrer votre gratitude et votre lien avec le Créateur vous bénéficiera également. Ces pratiques augmenteront vos niveaux d'énergies et en permettront la bonne circulation au sein de votre corps. Afin d'allonger votre espérance de vie, vous devez également étendre votre conscience. La méditation au cours de laquelle vous faites le vide complet de votre esprit est grandement recommandée.

Du Coeur

Le Mantra de la Compassion

Avant d'apprendre à ouvrir le portail de la puissance, vous devez développer l'attitude requise qui vous permettra d'accéder et d'utiliser la puissance spirituelle. Votre façon de voir et de définir votre propre vie sera également déterminante de la manière spécifique dont cette énergie puissante de votre Esprit se manifestera à travers vous. Une perception négative de la Vie aura indubitablement des répercussions négatives de même envergure en ce qui a trait à la manière dont l'essence de cette énergie spirituelle se manifeste à travers vous. Avec un entraînement adéquat, vous pourrez manifester les événements heureux que vous désirez dans votre vie.

Nous vous suggérons de commencer votre développement spirituel intérieur en focalisant sur le développement de la compassion, qui est l'une des sources les plus puissantes d'énergie de manifestation du Buddha dans votre corps et dans votre vie de tous les jours.

Om Mani Padme Hum

Le mantra (prière), Om Mani Padme Hum, prononcé à voix haute ou en silence, pour soi, invoque l'attention bienveillante et puissante de Chenrezig, la personnification Bouddhiste de la compassion. On raconte que de voir la forme écrite de ce mantra a des effets puissants, agissant un peu comme un talisman.

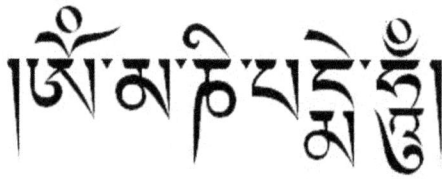

ༀ་མ་ཎི་པ་དྨེ་ཧཱུྃ།

On raconte aussi que tous les enseignements du Bouddha sont contenus dans ce mantra : Om Mani Padme Hum, et qu'il ne peut pas réellement être traduit en une simple phrase. Dites ce mantra aussi souvent que vous le désirez, vous développerez et attirerez ainsi de la compassion.

Implication

Le concept d'évolution rapide et facile est commun dans cette ère moderne. Plusieurs souhaitent développer une extraordinaire puissance, mais avec un minimum de responsabilité concernant les conséquences de leur utilisation de cette puissance. Ils désirent investir très peu de temps et d'énergie tout en récoltant d'énormes bénéfices. Il vous est possible d'évoluer très rapidement, mais il est également nécessaire que vous développiez le sens des responsabilités adéquat avant de parvenir à ces gains. Ceci ne peut être exclu.

Le sens des valeurs et de l'échange juste

Il est important de démontrer votre appréciation de la valeur de la connaissance sacrée que vous découvrirez ici. Vous devez apprendre à chérir ce savoir et comprendre que vous ne devez pas le transmettre gratuitement à quelqu'un qui risque d'en faire mauvais usage. Ce savoir occulte est trop important pour être considéré comme quoi que ce soit d'autre que votre possession la plus précieuse. Vous devez le garder pour vous et ne le révéler que si la personne faisant la quête du savoir fait preuve de compréhension et de respect. Il y a un coût spirituel rattaché à la divulgation de secrets occultes de grande valeur à des gens n'ayant pas démontré le respect adéquat.

Lorsqu'un moine désirait apprendre quelque chose de son Maître, il devait travailler dur pendant toute la journée et apporter de la nourriture avec lui (afin de la donner au Maître). Ensuite, le Maître s'assurait qu'un certain équilibre soit respecté dans l'échange, révélant un peu de connaissance ésotérique à l'apprenant. Il ne doit y avoir aucun abus dans cet échange, il doit être juste et équilibré. Vous ne devez jamais détruire votre vie pour acquérir de la connaissance sacrée, mais vous ne devez certainement pas non plus vous attendre à acquérir de connaissance ayant autant de valeur sans effort ni sacrifice.

Vous ne développerez une grande puissance que lorsque vous sentirez en vous que vous chérissez ce savoir sacré de grande valeur, et lorsque vous vous comporterez de manière à le protéger. Nous appelons cette attitude « Sens du Sacré ». Ce « Sens du Sacré » est un prérequis à la concrétisation des plus grands pouvoirs dans n'importe quel système occulte.

Temps et Volonté

Vous ne parviendrez pas à développer quelque pouvoir psychique en testant une méthode une fois pendant cinq minutes. En fait, vous ne parviendrez jamais à rien en essayant une technique pendant une heure pour ensuite abandonner à cause du manque de résultats.

Pour développer de grands pouvoirs, vous devez pratiquer au minimum cinq minutes par jour, chaque jour. Une fois par semaine, vous devez pratiquer pendant au moins une heure. Faites quelque chose chaque jour, ne serait-ce qu'une salutation simple à votre autel.

Pour évoluer plus rapidement, vous pouvez faire vos exercices 20 minutes chaque jour. Tous ceux ayant agi avec la détermination de progresser sur leur propre voie spirituelle ont connu une certaine élévation et transformation intérieure avec ce genre d'efforts constants. Si rien ne se passe, peut-être ne baignez-vous pas dans cette attitude « Sacrée », avec le respect convenable pour la connaissance que vous recherchez. Quoi qu'il en soit, vous devriez vous accorder suffisamment de temps afin que les résultats se manifestent en vous.

Certains étudiants intransigeants envers eux-mêmes, qui sont très dévoués à l'obtention de résultats, ont utilisé ces techniques pendant trente minutes chaque jour. Après seulement quelques mois, ces étudiants dévoués ressentent d'intenses courants énergétiques, constatant des résultats dans leur vie personnelle et devenant de plus en plus conscients de routines comportementales qu'ils n'avaient jamais observées auparavant. En plus de ces pratiques, les étudiants les plus déterminés étudiaient ce savoir ésotérique, gardaient une attitude sacrée et prenaient soin de leur corps.

Armez-vous de détermination et ensuite allez-y. Si vous pratiquez seulement cinq minutes par jour, à chaque jour, vous parviendrez à des résultats.

Karma et Dharma

Nous ne nous éterniserons pas sur le sujet du Karma et du Dharma, puisqu'il existe déjà beaucoup d'information sur ces sujets. Au lieu d'un long exposé, nous en résumerons les principaux concepts et vous donnerons des exercices à pratiquer quotidiennement afin de promouvoir votre croissance personnelle.

Le Karma est le résultat ou la conséquence de vos actions passées. Vous ne récoltez de la vie que ce que vous y semez; vous récoltez à l'automne que ce que vous avez semé au printemps; œil pour œil, dent pour dent. Chaque action posée provoquera une réaction de l'Univers, réaction qui vous parviendra éventuellement (sous forme de justice Karmique). Afin de percevoir votre vie au niveau spirituel, vous devez comprendre que chaque action que vous posez, même celles que vous avez posées dans une vie antérieure, aura des répercussions concordantes aujourd'hui sous forme de leçon qui peut comprendre un peu de souffrance. Ces leçons vous parviennent afin que vous deveniez conscient du besoin de compassion dans vos relations. Ainsi, le Karma est un outil servant à vous enseigner toute leçon de vie qui vous permettra d'évoluer le plus efficacement possible. La souffrance n'est pas nécessaire à la vie, mais nous devons l'accepter lorsque nous l'expérimentons puisqu'elle existe pour nous aider à évoluer. Bien que nous devions accepter tout déboire qui se présente à nous, nous devons en même temps apprendre à nous libérer du Karma négatif.

Le Dharma est également un outil pour nous aider à apprendre et évoluer au niveau personnel. En assumant que vous n'ayez pas volé, assassiné ou menti dans une autre vie, votre Être Supérieur peut tout de même décider de faire quelques expériences, peut-être afin de mieux comprendre la vie en tant qu'être humain. Pour faciliter cette compréhension, votre Être Supérieur peut provoquer certaines situations fâcheuses dans votre vie afin que l'apprentissage désiré puisse se produire. Il se trouve habituellement moins de souffrance dans les leçons du Dharma que celles du Karma, et parfois il ne s'en trouve pas du tout.

Même si vous êtes à la recherche d'une évolution personnelle, vous avez peut-être subi quelques situations difficiles ou certaines injustices qui vous semblent impossibles à porter. Lorsque c'est le cas, vous voudrez peut-être faire appel à la Grande Justice Universelle afin qu'elle se manifeste dans votre vie et celle de ceux qui sont dans votre environnement immédiat. Il ne s'agit pas ici d'invoquer la simple justice humaine; c'est pourquoi nous faisons plutôt référence à la Justice Divine qui placera sur votre route certaines expériences afin de résoudre votre Karma pour libérer l'âme de ses tracas. Si vous croyez avoir vécu une injustice causée par autrui, vous pouvez invoquer cette Grande Justice afin de tout remettre en ordre. Celle-ci provoquera un enchaînement d'événements qui forceront votre agresseur à apprendre une leçon, l'aidant ainsi à libérer son âme de son poids Karmique.

Vu de l'extérieur, la personne en question semblera souffrir et les événements sembleront mener à une correction de la situation afin que justice soit faite envers vous. Cela peut même ruiner sa vie. En vérité, ces événements se déroulent de manière à vous libérer tous deux du poids Karmique qui vous lie sans doute, et cette correction peut même contribuer à ruiner VOTRE propre vie. Si l'agresseur en question est dans son bon droit, et que vous êtes dans l'erreur, préparez-vous à subir une leçon majeure, sous le sourire de votre « cible » innocente.

Un grand sens de la compassion et du pardon transformera votre Karma, le libérant ainsi sans que vous n'ayez à subir ces expériences difficiles. Développer une attitude de compassion et d'amour élèvera votre Karma jusqu'à ce que l'amour le dissolve complètement, prévenant ainsi la nécessité de subir des leçons douloureuses. Cependant, si la compassion prévient l'occurrence de leçons difficiles, elle prévient également l'apprentissage des dites leçons. Il se peut, dans ce cas, que la leçon ne soit pas nécessaire à votre évolution, et les événements que vous expérimentez peuvent avoir été une charge excédentaire provenant de Karma passé, à une époque où vous étiez moins vertueux que vous ne l'êtes aujourd'hui.

La clef réside dans l'équilibre entre le fait d'accepter les leçons de la Vie d'une part, et de pardonner et cultiver de la compassion en tant qu'outil servant à alléger la douleur de votre existence d'autre part. La pratique de la compassion consiste à identifier les leçons dans votre propre vie en ayant une perspective extérieure à votre point de vue habituel; comme si vous étiez un Esprit survolant votre être humain. Alors que vous regardez vos problèmes de votre vie ici-bas, ainsi que les gens qui vous causent problème, vous devez vous efforcer de pardonner les autres parties qui vous mettent en colère tout en cherchant à comprendre la leçon elle-même ainsi que sa signification dans votre vie. Respirez profondément et n'ayez pas peur d'expérimenter des émotions venant de votre passé. Revivez mentalement votre vie et demandez à la Vie de vous guider à travers les étapes de vos leçons Karmiques ainsi que votre voie Dharmique.

En temps et lieux, vous apprendrez à invoquer la Grande Justice afin qu'elle se manifeste, sans répercussions négatives, mais n'utilisez pas cette technique avant d'être en paix avec votre cœur puisque la technique fera remonter à la surface de vieux souvenirs et fera se manifester des événements qui peuvent vous causer des souffrances si vous n'avez pas d'abord développé suffisamment de compassion ainsi que la capacité de voir votre vie à partir d'une perspective plus élevée.

Leçons du Mental

Méditation

Le Dragon Vert à la Porte Blanche

Cette méditation est basée sur la respiration et la visualisation. Vous respirerez profondément et en douceur. Assoyez-vous sur un oreiller, jambes croisées (ou sur une chaise si vous ne pouvez croiser vos jambes). N'appuyez pas votre dos. Exercez-vous à n'utiliser que vos muscles pour vous tenir droit, sans effort excessif. Alors que vous commencez des respirations profondes et maintenez cette position, vous utiliserez également le Pran Mudra (position des mains), expliquée dans la section sur les mudras de base. Nous vous conseillons de devenir familier avec celui-ci avant de commencer cette méditation (Pran est un mudra, Prana est une forme d'énergie.)

Visualisez-vous en train de canaliser vers vous une énergie verte provenant de la Terre. Respirez tout en visualisant cette énergie vert émeraude s'élever de la Terre, pénétrer en vous par votre Chakrea de la base et par vos jambes, chargeant votre corps complètement, jusqu'à votre tête. Visualisez cette énergie verte vous entourant. Faites ceci pendant quelques minutes.

Maintenant, faites le vide mentalement. Oubliez cette lumière verte, laissez-la simplement faire son travail. Commencez à vous visualiser en train d'attirer de l'énergie blanche provenant des

Cieux, entrant en vous par votre tête jusqu'à ce que votre corps en soit plein. Visualisez ceci pendant quelques minutes.

Il existe un endroit appelé « porte de Prana », juste au dessus de votre nez, entre vos yeux. L'endroit se trouve dans vos sinus, juste sous la surface, là où vous sentez l'air glisser sur votre paroi nasale lorsque vous inspirez. Concentrez-vous sur cette porte de Prana. Respirez et sentez l'air circuler doucement dans cet espace à l'intérieur de votre nez. Voyez votre corps rempli de lumière blanche et concentrez-vous continuellement sur la porte de Prana. C'est à cet endroit dans vos fosses nasales que le Prana entre en vous. C'est la force vitale Universelle, une forme d'énergie latente qui se trouve dans l'air autour de vous. Le Prana entre dans votre corps quand vous inspirez, mais ne le quitte pas lorsque vous expirez. Votre corps conserve cette force vitale en lui et elle y circule librement. Lorsque vous expirez, seul l'air vicié est expulsé. Visualisez cette lumière blanche toujours de plus en plus brillante à la racine de votre nez alors que le Prana/force vitale circule partout en vous. Continuez de faire cette technique pendant cinq minutes.

Faite le vide mentalement, détendez-vous et soyez en paix.

Le Prana donne la vie.

En termes scientifiques, nous acceptons que le Prana soit composé en fait de particules subatomiques d'énergie qui sont
disponibles dans l'air qui nous entoure. Alors que vous faites le
plein de cette énergie vitale, vous serez surpris de constater jusqu'à
quel point vos niveaux d'énergie et de vitalité seront élevés. Avec
de la pratique, votre corps apprendra à demeurer calme et détendu pendant vos pratiques, vous pouvez choisir d'allonger la période de respiration, baignant dans cette lumière blanche, jusqu'à dix
minutes, et ensuite jusqu'à vingt minutes.

Mudras de base pour les mains

Un « mudra » est un geste de la main, tout comme le « mantra » est un son et comme le « mandala » est une image ou une pensée. Un mudra est une position particulière des mains qui connecte les canaux énergétiques dans vos doigts d'une certaine façon afin de produire un effet précis et bénéfique.

Lorsque les bouts de certains doigts font contact, cette action active des relais énergétiques qui, en conjonction avec le courant énergétique normal circulant dans les doigts en extension, produisent des effets souhaitables dans vos corps physique et énergétique.

Certains mudras sont conçus pour agir positivement sur votre corps physique, d'autres sur votre être spirituel. Les effets des mudras « physiques » sont aussi vastes que la reconstruction des os et des cartilages, la guérison des reins, la clarté mentale, l'éveil plus rapide et facile le matin. Les mudras spirituels ont un spectre assez large d'effets « stimulants » qui peuvent améliorer vos habiletés psychiques, vous aider à pardonner, réduire la sensation de colère (ainsi que la colère elle-même), augmenter vos niveaux d'énergie, etc. En fait, il existe des centaines de mudras différents. C'est à partir de ceux-ci que vous pouvez créer tous les effets que vous puissiez imaginer, mais il est recommandé de les apprendre un à la fois.

Pran Mudra

Ce mudra stimule le Chakra de la base, les canaux énergétiques dans les jambes, ainsi que les Chakras mineurs au centre des pieds. Ce Mudra s'appelle le « Mudra de Vie ". Il élève le niveau d'énergie, réduit la fatigue et clarifie la vision. Il augmente votre détermination et votre confiance en vous. On l'utilise également parallèlement avec les traitements pour les problèmes de l'oeil.

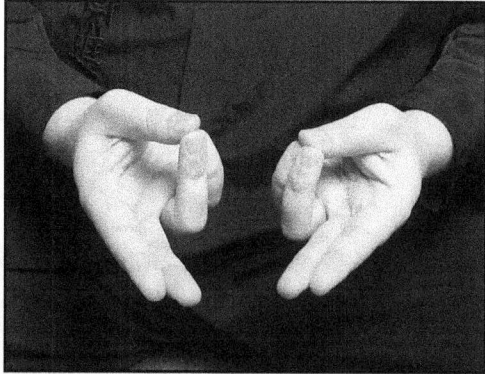

Étendez votre index et votre majeur; placez votre pouce contre le bout de votre annulaire et votre auriculaire, formant ainsi un cercle. Faites des respirations Normales, profondes et lentes. Concentrez-vous sur votre Chakra de la base et sur la plante de vos deux pieds. Pour commencer : après une minute de respirations Normales, commencez à faire des respirations Inversées et ce, pendant plusieurs cycles. Inspirez en contractant votre abdomen, organes sexuels, pérennes et fessiers. Retenez votre souffle pendant 5 secondes et puis relâchez tout, mais continuez à faire le mudra. Respirez Normalement une fois de plus et répétez ce cycle pendant cinq minutes.

Mudra de la Connaissance

Ce mudra stimule l'habileté d'apprentissage et d'enseignement. C'est le mudra de la connaissance. Utiliser ce mudra facilite les synapses entre vos deux hémisphères cérébraux (formant ainsi des connexions qui sont à la base de l'inspiration et de l'accumulation de nouveaux savoirs). Ces connexions neurales vous permettent de communiquer de l'information plus facilement et plus efficacement. Le Mudra de la Connaissance est également utile pour acquérir de la connaissance Divine, pour apprendre au niveau subconscient et pour permettre à votre Être Supérieur de vous guider. Vous remarquerez que plusieurs statues de Dieux Bouddhistes sont représentées faisant ce mudra.

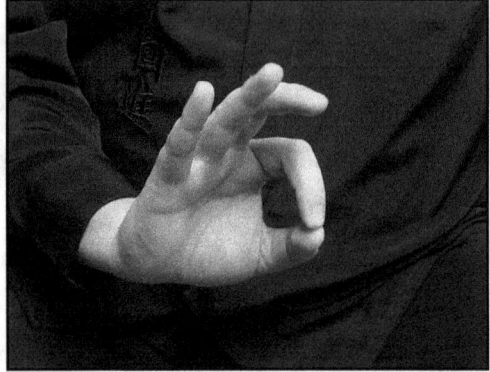

Le Mudra de la connaissance se fait en pointant les paumes vers l'avant et les doigts pointant vers le haut. Touchez le bout de votre pouce et de votre index, en leur faisant faire une légère courbe. Respirez Normalement, en vous concentrant sur la région où vos doigts se touchent. Faites le vide mentalement et soyez en paix.

Mudra de Guérison

Le Mudra de guérison est souvent utilisé par le Bouddha appelé Sange Menla. Sange Menla enseigna la science de la guérison aux Bouddhistes. Il aide votre corps à créer un environnement propice à la guérison, ce qui per- mettra aux traitements conventionnels de fonc- tionner encore mieux. Il ne s'agit pas d'une alter- native aux solutions médicales, mais bien d'un support à ces thérapies.

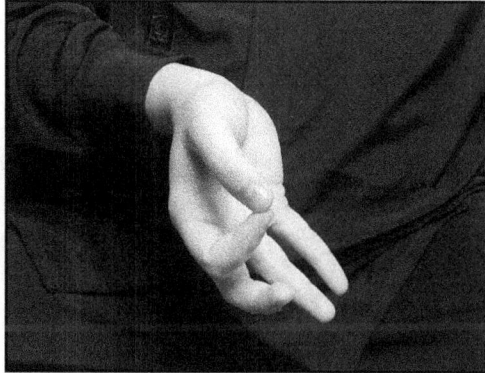

La position des mains pour le Mudra de la guérison est le même que pour le Mudra de la connaissance, mais vos doigts doivent pointer vers le bas. En position assise, croisez les jambes et, avec votre main gauche reposant à l'endroit où vos jambes se croisent, les paumes devant votre Dan-tian, alors que votre main droite est positionnée de manière à former le Mudra, avec votre poignet droit reposant sur votre genou droit. Respirez profondément et lentement, et méditez.

Mudra de l'ouverture du Portail

Ce mudra est souvent utilisé dans ces cérémonies dédiées à l'ouverture des Portes du Temple. C'est le mudra qui améliore l'écoute et la communication. Il traitera n'importe quel problème de la gorge et améliorera votre capacité à communiquer aux niveaux physique et spirituel.

La photo du haut démontre comment placer vos mains lorsque vous faites ce mudra, mais la photo du bas démontre plus clairement la façon dont il faut que votre pouce gauche à l'intérieur des doigts de votre main droite. Touchez votre pouce droit et votre majeur gauche et remarquez la forme de coquillage ainsi formée. Respirez, détendez-vous, ressentez l'énergie circulant dans vos mains et votre gorge. Utilisez le mantra « OM » doucement afin d'améliorer les effets de cet exercice.

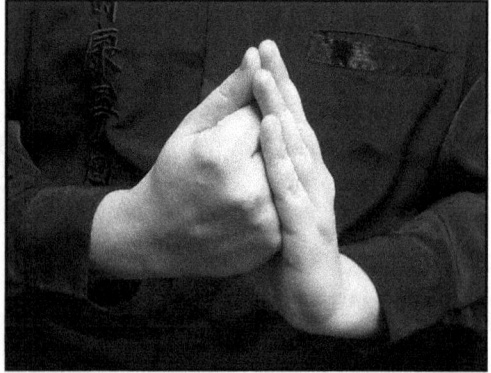

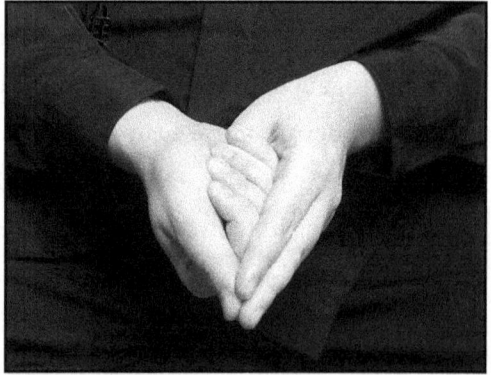

Mudras de nourriture, d'air, et d'énergie

Les Mudras de nourriture, d'air et d'énergie sont utilisés afin d'améliorer l'assimilation de la nourriture et autres nutriments que vous consommez. Lorsque le processus d'assimilation de la nourriture est grandement facilité, votre santé sera naturellement améliorée. De plus, vos niveaux d'énergies seront multipliés. Ce mudra est conçu pour vous aider à bien digérer la nourriture, à en absorber les nutriments et ensuite éliminer les déchets plus facilement. Les mudras de nourriture, d'air et d'énergie vous offrent tous ces bénéfices et vous aideront à résoudre plusieurs problèmes digestifs.

Mudra d'assimilation

Avec la main gauche, joignez votre pouce, majeur et annulaire. Ceci créera un lien entre la circulation de l'énergie et le processus d'assimilation/élimination de vos corps (physique et spirituel). Avec votre main droite, joignez votre pouce, majeur et annulaire, ce qui améliorera le processus d'assimilation à tous les niveaux. Respirez pendant deux à cinq minutes, en gardant vos mains dans cette position. Détendez-vous et faites le vide mentalement.

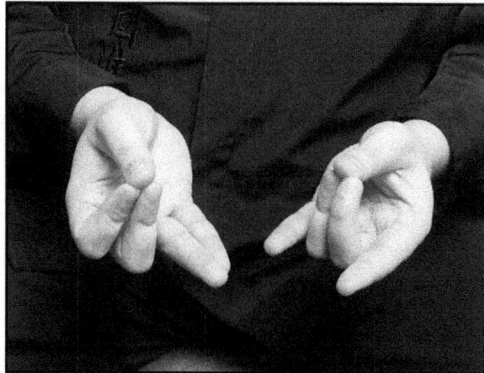

Gardez votre main gauche dans la même position que le mudra précédent, afin de rester en contact avec le courant énergétique du procédé d'assimilation qui vient d'être mis en place.

Vous n'avez qu'à changer la position de votre main droite, joignant votre pouce, annulaire et auriculaire, tout en gardant l'index et le majeur bien droits. Ce mudra augmentera votre capacité à éliminer les déchets et les toxines, aidera à traiter des pathologies de la digestion et il est particulièrement bénéfique pour les intestins irrités. Respirez pendant quelques minutes avec vos mains dans cette position. Concentrez-vous sur le courant d'énergie, en détendant complètement votre corps et votre esprit.

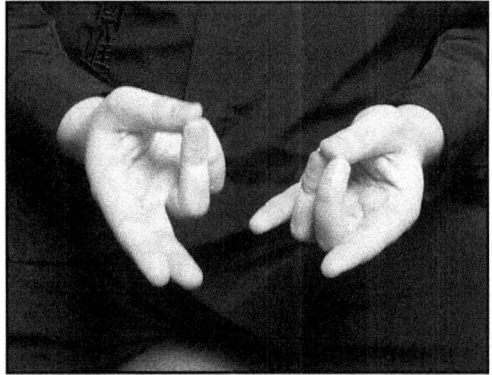

Mudras élémentaux

Les mudras élémentaux sont une bonne façon de puiser à même les forces des éléments à l'origine de tout ce qui se trouve dans la nature. Chaque mudra élémental incite votre corps énergétique à canaliser les cinq types d'énergies spirituelles : l'Esprit (Vacuité), la terre, l'air, le feu et l'eau. Lorsque vous canalisez ces forces élémentaires de façon convenable, vous pouvez vous guérir plus facilement et vous pouvez apprendre à diriger ces forces pour manifester vos désirs. Ces Mudras devraient être utilisés avant n'importe quel type d'exercice qui fait usage des éléments de base. Ils peuvent également être utilisés seuls, ne serait-ce que pour les simples bénéfices qu'elles procurent lorsque l'on se connecte à ces forces primaires et élémentaires de l'Univers.

Chaque doigt de la main est associé à un élément spécifique.

Le pouce est associé à l'élément le plus abstrait, qui est le Néant/Vacuité, ou Esprit. La Vacuité n'est pas une forme de vide; il s'agit plutôt d'un Élément Primaire d'une infinité absolue qui ne peut pas être défini en termes humains normaux. De ce fait, le Néant est perçu comme un vide, de notre perspective limitée d'humain. Utiliser le Mudra du Néant/Vacuité est une bonne façon d'être en paix et de développer sa créativité. La Vacuité vous connectera au monde spirituel et amènera sa lumière et sa sagesse dans votre vie. Le Néant vous aidera également à atteindre un état de vide mental total, pour lequel il n'existe pas d'explication simple : l'expérience doit servir d'enseignant en cette matière.

L'index est associé à l'élément Air. L'Air est prompt et nous diffuse sa connaissance en courants. L'élément Air augmente l'acuité mentale ainsi que l'intelligence en général.

Le majeur est associé au Feu. Le Feu est un élément puissant, qui possède des propriétés pénétrantes et transmutantes. Le Feu améliore la puissance et le courage.

L'annulaire est associé à l'Eau. L'Eau est associée aux émotions, au mouvement et à la sensibilité. L'élément Eau nous aide également à développer notre flexibilité ainsi qu'une bonne circulation.

L'auriculaire est associé à l'élément Terre. La Terre procure de la stabilité et de la force. Sa nature est d'être fermement implantée, stable et toujours solidement en contact. Cet élément peut donc renforcer ces caractéristiques en vous.

Chacun de ces mudras utilise naturellement tous vos doigts. Cependant, la forme générale de la main dans chacun de ces mudras est utilisé pour mettre l'emphase sur l'élément associé à un doigt en particulier. Ces mudras connectent également les canaux énergétiques (méridiens) de manière à créer l'effet désiré. Prenez note que les chakras ne correspondent pas nécessairement à l'élément qui leur est associé dans chacune des techniques, mais c'est effectivement le cas dans cette application précise. Les concepts exposés par cet exercice précis devraient être contemplés pendant la pratique. Placez vos mains pour former le mudra et, au fil de vos respirations, visualisez les couleurs et concentrez-vous sur le chakra correspondant.

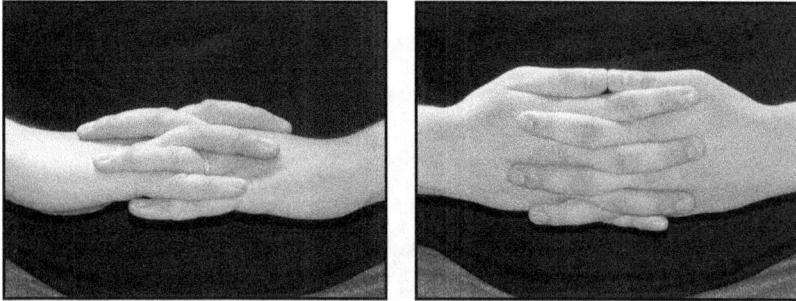

Chi - Terre

Positionnez vos mains comme démontré ci-haut, vos doigts entrelacés et le bout de vos pouces faisant contact. Ceci représente le centre gravitationnel bas ainsi que la stabilité de l'élément Terre. La photo à gauche représente la meilleure façon de le faire, les paumes vers le bas. La photo à droite ne sert qu'à vous démontrer le positionnement correct des doigts, avec les pouces faisant contact.

Tout en faisant ce mudra, vous pouvez vous concentrer sur votre Chakra de la base, qui se trouve à la base de votre colonne vertébrale. Tentez de vous sentir un fusionnement entre vous et la Terre juste sous vos pieds. Imaginez que votre corps est composé de matière rocheuse, solide et dure. Soyez conscient de votre corps, de sa solidité ainsi que de sa réalité. Visualisez la couleur brune et turquoise (vert pâle) vous entourant. Respirez un peu plus rapidement, dites le mantra « Chi » à voix haute ou mentalement. Sentez l'émotion de la stabilité qui perdure.

Sui - Eau

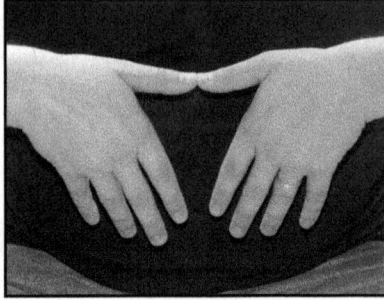

Positionnez vos mains comme démontré ci-dessus, vos doigts étendus devant votre ventre, représentant de l'eau qui coule librement.

Concentrez-vous sur le bas de votre abdomen, là où vous sentirez peut-être l'énergie tourbillonner et bouillonner comme de l'eau dans votre Dan-tian. Concentrez-vous sur votre Chakra du nombril. Commencez à ressentir que vous fusionnez avec la nature, que vous circulez et coulez comme elle. Permettez-vous de bouger un peu. L'eau est l'élément des émotions, de la fluidité et de la flexibilité. Visualisez que tout baigne dans une couleur bleue. Respirez normalement et répétez le mantra « Sui ».

Ka - Feu

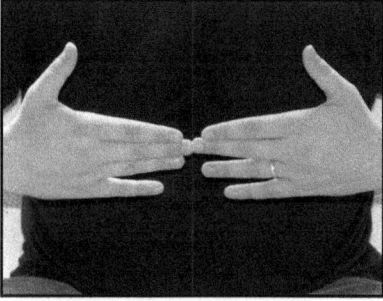

Touchez le bout de vos majeurs ensemble, les pouces pointant vers le haut, représentant la force du feu qui s'élève. Commencez le mudra avec vos mains devant votre plexus solaire, et, après quelque temps, soulevez vos mains doucement jusqu'à ce qu'elles soient devant votre cœur.

Vous devriez débuter en vous concentrant sur votre plexus solaire, ensuite sur votre Chakra du Cœur. Il se peut que vous ayez une sensation agréable, comme si votre corps se consumait dans une vague de chaleur. Visualisez tout autour de vous comme baignant dans des flammes rouges, avec des filons verts qui circulent à travers. Concentrez-vous sur le courage. Alors que vos mains sont devant votre plexus solaire, respirez légèrement plus rapidement qu'à l'habitude, et dites le Mantra « Ka ». En soulevant votre main jusqu'à votre cœur, ralentissez votre respiration et sentez-vous vous intérioriser, tout en chantant le Mantra « Ka ».

Être courageux n'a rien à voir avec le fait de vivre sans peur. Le courage est la capacité d'agir sans se laisser arrêter par nos peurs.

Lorsque vous êtes fâché, faites le mudra « Ka » afin d'apaiser votre colère et de développer de la compassion. Les énergies apaisantes de ce mudra vous aideront à tempérer votre colère et relâcher des tensions. Tenez ce mudra un peu plus longtemps devant votre cœur.

Fu - Vent

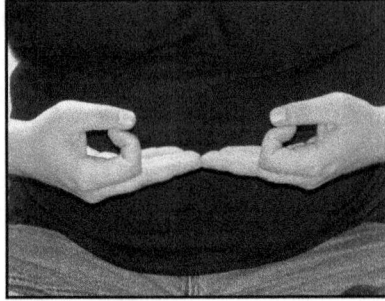

Touchez le bout de votre index avec le bout du pouce correspondant, formant ainsi deux petits cercles. Les majeurs devraient se toucher et le reste de vos doigts devraient être étendus.

Placez vos mains (en position de mudra) devant vous, là où la position vous semble confortable. Le circuit énergétique complet se forme ainsi avec vos bras, votre Chakra de la gorge en haut du circuit et le mudra au bas du circuit.

Concentrez-vous sur votre chakra de la gorge. Sentez-vous libre, léger et intouchable. Rien ne peut vous arrêter ni vous blesser. Vous devriez visualiser tout autour de vous comme radiant une énergie lumineuse, d'un jaune brillant, avec des vagues mauves et des petits nuages légers tout autour de vous. Laissez votre mental se connecter sur la source de la connaissance infinie. Vous ne sentirez pas réellement d'effet avant un certain temps à vous entraîner, mais vous conditionnerez votre mental en méditant sur ces concepts. Laissez la paix vous investir en totalité. Respirez normalement et dites le mantra « Fu ».

Ku - Vacuité

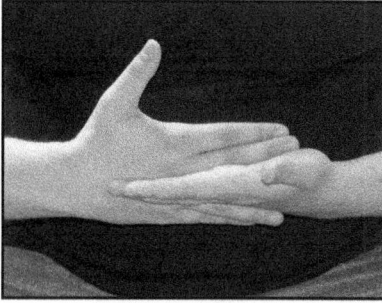

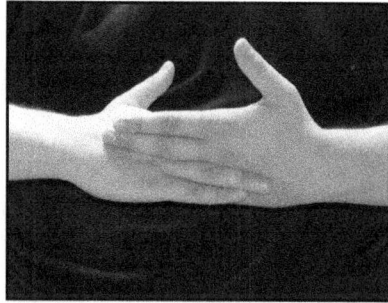

La paume gauche vers le haut, la paume droite vers vous. Vos pouces devriez être pointés. Vous devriez glisser vos mains l'une vers l'autre afin de les entrecroiser, deux doigts se trouvant de chaque côté de l'intersection. La photo de gauche démontre la bonne façon de faire le mudra, avec la paume vers vous. L'autre photo démontre le mudra avec les mains légèrement tournées afin de vous montrer la façon dont les mains doivent être jointes.

La main gauche attire l'énergie provenant d'en haut, et la main droite donne cette énergie à votre corps. Ce mudra permet à ces énergies de se croiser dans une seule et même convergence.

À ce stade-ci, vous devriez vous concentrer sur votre Troisième Œil et votre Chakra de la Couronne. Visualisez-vous vous-même en plein centre du Néant. Visualisez-vous comme faisant partie de chaque chose, et chaque chose comme faisant partie de vous. Avec cette pensée, toute chose étant extérieure à vous ou intérieure à vous ne fait qu'un avec vous. Respirez aussi lentement que possible, sans effort. Dites le mantra « Ku », une ou plusieurs fois, et faites ensuite le vide mentalement. Retenez votre souffle pendant quelques secondes, et maintenez vos poumons vides pendant quelques secondes à chaque expiration.

Faire l'expérience du Néant est une étape essentielle dans la pratique des mudras élémentaux. Le Néant connecte les quatre autres éléments à l'Univers. Contemplez cette vérité : « Je suis tout et rien à la fois. Je suis partout et nulle part. Je ne fais qu'un avec l'univers. Je SUIS. »

Kuji Goshin Ho

Peu importe la technique, il est toujours préférable de s'initier au sacré sous la supervision d'un Maître compétent plutôt que de simplement lire une technique dans un livre. Néanmoins, en l'absence d'un tel mentor, un livre écrit par un auteur compétent peut se révéler être la seule source d'information disponible à vous. Les techniques présentées dans ce livre ne sont pas comparables au type d'enseignement que vous pourriez recevoir aux côtés d'un véritable Maître pendant plusieurs années; elles ne peuvent pas non plus le remplacer. Cependant, ce livre est un excellent point de départ si vous souhaitez sincèrement gravir l'échelle qui mène à l'émancipation spirituelle. L'apprentissage de ces techniques peut vous aider de manière très efficace lors des premiers pas de cette ascension, et ce, même après seulement quelques semaines de pratique. Cependant, vous ne devez jamais croire avoir découvert la vérité jusqu'à ce que vous atteignez réellement l'illumination.

Si vous voulez mettre toutes les chances de votre côté afin d'atteindre les résultats que vous souhaitez, vous devez développer une attitude de respect et de révérence pour la Nature Sacré du Monde Divin. Cette attitude de grand respect doit devenir une absolue priorité pour vous alors que vous amorcez, apprenez et pratiquez les techniques du Kuji-In, la première étape d'apprentissage de ce livre. Pour obtenir de véritables résultats suite à vos études, vous devez débuter dans un contexte convenable. Faites vos pratiques dans un endroit paisible. Assurez-vous de ne pas être interrompu pendant vos séances d'entraînement, et ce, pour quelque raison que ce soit. (Par exemple, débranchez votre téléphone, ne prévoyez pas de visiteurs; bref : faites en sorte de ne pas être dérangé du tout). Vous devez vous assurer que votre environnement soit inviolable. Un endroit sacré exige le silence. Vous ne pourrez avoir de succès si vous êtes dérangés et que votre environnement immédiat est bruyant. Il s'agit de votre propre espace Divin, endroit où vous prenez contact avec votre Lumière Divine, votre Être Supérieur. Considérez cet endroit comme béni. Ne faites même pas jouer de musique de fond à moins qu'elle ne soit nécessaire pour éliminer toute source de bruit extérieure.

« Kuji Goshin Ho » est l'expression que nous utilisons pour parler de l'aspect protecteur de cette pratique sacrée. En fait, ces pratiques et techniques sont les échelons de l'échelle dans laquelle vous vous trouvez. Chaque échelon se trouvant le long de l'échelle ajoute un « niveau de protection » à votre vie quotidienne. Vous n'avez pas à penser consciemment à parvenir à ces niveaux croissants de protection, ils se manifesteront d'eux-mêmes automatiquement au fil de vos pratiques. Au fur et à mesure que vos systèmes énergétiques corporels se développent, plusieurs événements se produiront de façons inattendues, que vous n'auriez pas pu prévoir, tant les techniques que vous pratiquez sont puissantes. Les techniques de Kuji-In changeront votre vie. Si vous pratiquez beaucoup, les effets seront drastiques et peuvent provoquer de petits malaises temporaires. Prenez bien soin de vous ; vous devez agir avec responsabilité suite à l'acquisition de ces nouvelles habiletés.

Attention! Si vous utilisez le Kuji-In pour nuire à autrui, même si vous êtes convaincu d'être dans votre bon droit, le type d'émotion négative qui motivera vos actions (colère, haine, jalousie, avarice…) ne sera pas discriminatoire. Si vous vous investissez dans vos pratiques de Kuji-In motivé par N'IMPORTE quelle de ces émotions ou intentions, il en résultera une résolution extrêmement rapide du poids karmique rattaché à l'événement en question. Ceci signifie que vous pouvez sans le vouloir transformer votre propre vie en un enfer sur terre. Il s'agit là des conséquences inévitables de prier afin qu'autrui subisse quelque punition que ce soit, ou de vous attirer des richesses sans avoir fait le nécessaire pour les acquérir, ou que vos prières soient de nature à ce que quelqu'un soit manipulé afin de tomber en amour avec vous. Vous êtes totalement et entièrement responsable des conséquences de chaque action posée lors de vos expériences. Vous aurez en main tous les outils nécessaires pour modeler votre vie afin qu'elle devienne exactement comme vous le voulez. Agir sous le joug des émotions négatives ou de la manipulation n'a tout simplement pas sa raison d'être. Donc, dans TOUTE situation, agissez vertueusement.

La pratique du Kuji-In telle que présentée dans ce livre supportera et augmentera chacune de vos autres actions dans votre vie quotidienne. Vos capacités psychiques évolueront et vous aurez une perception plus étendue du monde qui vous entoure. Au fil de vos pratiques, concentrez-vous simplement sur le plaisir de les apprendre, sans autre motivation que de découvrir qui vous êtes réellement ainsi que d'élever votre conscience. Suite à une période de pratique, vous pouvez utiliser l'une des diverses techniques de manifestation parallèlement aux techniques présentées ici afin de leur conférer une efficacité grandement améliorée.

Le terme Kuji-In est une traduction du Japonais qui signifie « Neuf Syllabes ». Le chiffre neuf est le chiffre qui symoblise l'achèvement dans le système Bouddhiste. Vos mains sont vos outils principaux pour ces pratiques, et chaque positionnement des mains (mudra) est combiné à un son spécifique (mantra), une visualisation (mandala) ainsi qu'à un exercice de respiration qui complète la technique. Ainsi, chaque technique se compose d'un mudra/mantra/mandala, que nous appellerons NIVEAUX à partir de maintenant. La technique du Kuji-In est composée de neuf niveaux.

Dans les pratiques de Kuji-In, vous combinerez ces éléments (mouvements {mudra} ; son {mantra} ; pensée {mandala/mental}) afin de manifester ce que vous souhaitez. (Encore une fois, souvenez-vous que votre objectif pour le moment consiste à faire ces pratiques quotidiennes pour le simple plaisir de les apprendre et de prendre contact avec votre Être Divin). Pour chaque NIVEAU, vous ferez les signes manuels (mudra), répéterez les paroles (mantra) et visualiserez l'effet du niveau au meilleur de votre habileté (mandala/mental). Commencez par le premier niveau, (le mantra RIN), en utilisant uniquement ce mantra monosyllabique. Répétez-le mentalement, tout en positionnant vos mains selon le mudra et en centrant votre esprit sur le concept associé avec le mudra/mantra. Concentrez-vous sans effort conscient. Laissez votre mental s'installer de lui-même sur cette pensée et ne vous jugez pas sévèrement s'il dérive dans toutes les directions. Revenez simplement à votre pratique de façon sereine et paisible.

Ne faites pas le prochain niveau avant d'être à l'aise avec les trois parties de la première : apprenez à utiliser vos mains (mudra) avec aisance, de même pour la récitation des mots (mantra) et visualisation mentale (mandala). Lorsque vous maîtrisez les trois parties d'un même niveau, et que vous sentez qu'il est en train de se passer quelque chose au niveau des énergies, vous pouvez progresser au niveau suivant. Chaque niveau peut vous prendre aussi peu qu'une journée à compléter, d'autres peuvent prendre des mois de pratiques quotidiennes avant de remarquer quoi que ce soit. Les périodes de pratiques peuvent varier en durée, allant de cinq minutes à une heure, chaque jour. Si vous ne ressentez rien après quelques jours de pratique, passez au niveau suivant. Vous sentirez éventuellement les énergies agir sur votre corps.

Quand vous arrivez au neuvième niveau, vous commencerez à apprendre des mantras plus complexes ; il s'agit de prières complètes. À ce carrefour, la meilleure chose que vous puissiez faire est de repartir au bas de l'échelle. Ceci améliorera grandement vos pratiques de Kuji-In et les forces Divines seront davantage disponibles à vous pendant vos pratiques. Cette forme de mantra est une prière, elle doit donc être prononcée à répétition, avec foi. Dites-la de la même façon dont vous diriez n'importe quelle phrase méritant d'être dite avec révérence. Il s'agit de Vous-Même que vous priez après tout.

Avant de commencer chaque période de pratique, commencez par quelques minutes de respiration générale. Ensuite, pour chaque période de pratique, commencez par le premier niveau (RIN), et poursuivez avec chacun des niveaux, en séquence, pendant une minute complète, le tout suivi du prochain niveau (pendant une minute), l'un après l'autre, jusqu'à ce que vous parveniez au niveau que vous êtes en train d'apprendre. Vous pouvez pratiquer le niveau sur lequel vous êtes en train de travailler aussi longtemps que vous voulez.

Après avoir fait le processus d'apprentissage du système du Kuji-In en entier, une période de pratique normale peut être faite en trente minutes, comme ceci : une minute de respiration, trois minutes par niveau (pour un total de 27 minutes), et deux minutes de contemplation silencieuse. Vous pouvez ensuite méditer pendant une seconde période de 30 minutes pour élever votre conscience.

Dans la présentation suivante, la première photo démontre la meilleure façon de faire chacun des exercices et la seconde vous démontre la bonne position des doigts pour cet exercice. Les instructions de chaque mudra sont suivies par le Chakra associé avec ce Kuji, la prière concordante qui doit être prononcée ainsi que les concepts et bénéfices associés avec la pratique du Kuji. Prenez note que le mon « On » (tiré du Japonais) est l'équivalent du « Om » en Sanskrit, mais le « On » implique une projection du mantra, alors que le « Om » est davantage contemplatif et interne. Un « Kanji » peut également être ajouté à votre visualisation. Un Kanji est un symbole japonais représentant une lettre d'un mot. Aux côtés de la photo du mudra, vous verrez un petit carré. Le Kanji pour ce Kuji-In est la petite lettre au centre du carré. Vous pouvez ajouter ce Kanji à votre visualisation.

Voici la liste des 9 niveaux du Kuji-In avec leur titre japonais, chacun décrit avec ses bénéfices populaires.

1- RIN - Renforce les aspects positifs des plans énergétiques, physiques et mentaux.

2- KYO - Augmente le flot de saine énergie ainsi que la maîtrise de celle-ci.

3- TOH - Augmente votre relation positive avec l'Univers, aboutissant en une meilleure harmonie et un meilleur équilibre.

4- SHA - Favorise la guérison et la régénérescence.

5- KAI- Développe l'intuition, les sens, la prémonition.

6- JIN - Augmente les capacités télépathiques, la communication et la connaissance

7- RETSU - Augmente votre perception et maîtrise de l'espace-temps.

8- ZAI - Favorise une relation avec les Éléments de la création.

9- ZEN - Résulte en l'illumination, la complétude et l'invisibilité suggestive.

Outils et application

Bien que les seules caractéristiques apparentes soient la position assise commune ainsi que différentes figures faites avec les mains, cette méthode des « Neuf Sceaux » combine cinq différents outils:

- Une position des mains, appelée « mudra » en sanskrit
- Une expression dite à vois haute, appelée « mantra » en sanskrit
- Une focalisation sur une partie du corps, appelée « chakra »
- Une visualisation mentale, appelée « mandala » en sanskrit
- Un concept philosophique sur lequel se concentrer

Tous ou quelques-uns de ces outils sont utilisés en respirant dans une position de relaxation. La beauté de cette technique est qu'elle peut être faite en ne combinant que deux des 5 outils, ce qui aidera tout de même à l'assimilation de la technique, bien que celle-ci n'atteigne son zénith d'efficacité que lorsque les outils sont tous utilisés simultanément. Il devient ainsi plus facile d'assimiler chacune des étapes une à une.

Quand utiliser les techniques

Les techniques peuvent être utilisées pendant quelques minutes avant une routine d'entraînement ou période de pratique ou encore de façon autonome à toute heure du jour. Elle est particulièrement efficace juste avant d'aller au lit. Certains adeptes l'utilisent jusqu'à 30 minutes et ce, quotidiennement.

Avec le temps, la pratique de cette technique vous placera automatiquement dans un état de relaxation et de conscience intérieure, la plupart du temps au détriment de la perception de ce qui se passe autour de vous. Loin d'être négatif, il s'agit en fait du but à atteindre. Vous allez générer naturellement votre propre cocon mental lors de vos pratiques, il est donc nécessaire de vous mettre en garde d'un effet secondaire important. Si vous faites cette technique alors que vous conduisez ou que vous faites toute autre activité requérant attention et acuité mentale, vous risquez d'entrer dans cet état d'isolation mental pendant un moment, mettant votre sécurité ainsi que celle de votre entourage en péril. Souvent, cet état d'isolement se trouvera plus fort que votre volonté lorsque vous conduisez. La pratique de cette technique vous placera dans un état de conscience intérieure. Il serait regrettable de voir votre concentration tourmentée alors que vous pratiquez cette merveilleuse technique à un moment critique. À cet effet, nous vous recommandons de ne pratiquer la technique des « Neuf Sceaux » que dans un endroit propice, où votre concentration n'est pas nécessaire pour préserver votre sécurité et celle des autres.

Puisque cette technique focalise votre attention sur vous-même, ce n'est pas une technique adéquate à utiliser pendant que vous faites votre entraînement ou toute autre activité requérant votre attention. Même s'ils vous apporteront de grands bénéfices par eux-mêmes, les « Neuf Sceaux » vous assisteront en rendant votre plein potentiel accessible au moment où vous en avec besoin pendant vos autres processus d'entraînement. Dans ce sens, un athlète ne doit pas utiliser les « Neuf Sceaux » ni ses composantes alors qu'il exécute sa routine régulière, mais avant, à moins de simplement utiliser les outils de focalisation mentaux pendant qu'il est au gymnase. De la même façon, un musicien ne fera que perturber sa concentration s'il tente de garder des concepts mentaux à l'esprit alors qu'il tente de jouer harmonieusement, mais en ayant pratiqué les « Neuf Sceaux » auparavant, davantage de connexions neurales lui seront disponibles afin qu'il puisse en bénéficier lors de ses pratiques.

Par exemple, la première technique est utilisée pour développer à la fois la force physique et la confiance en soi. Un athlète qui pratique suffisamment cette première technique verra des résultats plus rapidement à la suite de ses entraînements, ainsi qu'une récupération accrue entre chacun des entraînements. Un homme d'affaires qui aurait pris le temps de faire la technique 15 minutes à chaque jour pendant une semaine se sentira bien plus à l'aise par la suite en faisant ses présentations ou lors de négociations.

Mudras

Le corps est entièrement desservi par un réseau de nerfs qui transporte la bioélectricité, mais également par un circuit parallèle plus subtil mieux connu sous le nom de méridiens. Ces méridiens sont utilisés de façon courante dans la médecine traditionnelle chinoise dans l'application de l'acupuncture. Ils sont également à la base de plusieurs techniques de massage puisqu'ils influencent de façon bénéfique le corps et l'esprit. Leur usage procure habituellement une sensation de relaxation, améliorant ainsi notre récupération.

La position des mains, ou mudra, que nous utiliserons croise et étend les doigts de façon à bénéficier de ces méridiens. Quoique les méridiens serpentent à travers tout le corps, la plupart commencent et se terminent au bout des doigts, d'où les positions des mains qui peuvent sembler compliquées. Quand vous respirez en vous concentrant sur des points de focalisation ou d'accupression, le résultat sera similaire à celui d'une aiguille ou d'un massage.

Dans l'Inde ancienne, le peuple Hindou expérimenta avec tous les types de positions corporelles, de méditations, de longues récitations de prières, de jeûnes éprouvants, soumettant leurs corps et leurs esprits à plusieurs essais et erreurs dans la quête du développement personnel ultime.

L'un des résultats de ces expérimentations fut l'utilisation des positions des mains qui agit sur le corps et l'esprit de façon similaire au yoga. Cependant, ces positions des mains sont beaucoup plus simples d'application que des postures corporelles complètes. Ces positions ont été transmises et ont voyagé vers la Chine et le Japon en même temps que la propagation de la philosophie et des techniques de méditation.

Mantras

Les expressions prononcées à voix haute que nous utiliserons font toujours référence à la philosophie que nous devons garder en tête. Elles sont prononcées à voix haute pour accélérer les effets de la technique. Il est connu dans la pratique de l'autosuggestion et de la programmation neurale que même si nous gardons une pensée à l'esprit, le concept est intégré de façon beaucoup plus efficace par le mental s'il est prononcé à voix haute puisque nous utilisons davantage de ressources cérébrales pour soutenir la parole que si le concept n'était qu'observé de façon mentale. Les mots peuvent être prononcés dans n'importe quelle langue puisque l'important est d'impliquer les patrons moteurs du cerveau nécessaires à la parole. Alors que plusieurs adeptes du Kuji-In Japonais aiment utiliser la prononciation kanji Japonaise, certains guérisseurs et spiritualistes préfèrent les mantras sanskrits, alors que d'autres apprécient également parler en langage courant. Ici, nous vous présentons la prononciation Kanji japonaise (jp) et la prononciation sanskrite (sk) pour chacune des neuf étapes.

Les affirmations concrètes des expressions philosophiques sont des composantes clés du conditionnement mental, puisqu'elles renforcent les concepts qu'ils représentent dans notre esprit. En répétant quelques mots ayant une signification donnée, la parole interagit avec le subconscient afin de générer de nouvelles connexions et de rendre le concept encore plus accessible à notre conscient. Bien que les expressions prononcées dans nos techniques peuvent sembler différentes du concept philosophique que l'on garde à l'esprit, leur efficacité est utilisée à son maximum puisqu'elles opèrent en conjonction avec le concept mental. Tout ce processus deviendra beaucoup plus simple lorsque vous aurez terminé d'apprendre la première technique.

Mandala

La visualisation est une image que nous imaginons mentalement. La visualisation mentale nous aide à focaliser sur la technique, dans l'espoir d'éviter que la pensée ne dérive de façon excessive. Cependant, si vous commencez à penser à toutes sortes de sujets incongrus, ne placez pas de pression sur vous-même pour revenir à la visualisation, mais essayez d'y revenir de manière paisible et détendue, en visualisant calmement l'image convenable dans votre esprit.

L'image ainsi gardée à l'esprit vous aidera à garder votre point de focalisation, mais elle utilisera également la chromothérapie

(thérapie des couleurs), combinant l'effet psychologique des couleurs afin d'augmenter l'efficacité de notre période de pratique. Évidemment, la visualisation elle-même fera subtilement référence au concept philosophique que vous gardez en tête. Ces visualisations sont des suggestions, et ces suggestions varieront d'une tradition à l'autre. Nous vous présentons différentes visualisations dans nos livres suivants.

Chakras

Quand nous portons attention à un endroit spécifique de notre corps pendant une période assez longue, ce point de focalisation deviendra détendu et notre conscience de cette partie du corps sera augmentée. Porter attention à une partie de notre corps en améliorera la guérison et la récupération, puisque notre concentration mentale dirigera davantage de bioélectricité à cet endroit. L'énergie supplémentaire disponible sera ainsi toujours utilisée par le corps de la meilleure façon possible. Par exemple, les gens utilisant des analgésiques guérissent habituellement moins rapidement que ceux qui s'en abstiennent, puisque la sensation de douleur attire constamment notre attention sur la partie affectée. Bien que la différence de temps ne soit rien de miraculeux, elle est néanmoins notable. Chacune de nos neuf techniques requiert de focaliser sur une partie spécifique du corps, non pas pour la guérir, mais pour l'améliorer. Ces points de focalisation, spécifiques aux neuf techniques, font partie intégrante à la fois du système des méridiens, du système nerveux et du système endocrinien, et sont associés à un point d'acupression, au système nerveux central et à une glande.

La focalisation sur une partie du corps devrait être faite dans une attitude de relaxation. Il n'est pas nécessaire de forcer sa concentration, mais simplement de porter son attention sur le point de focalisation et de tenter de le ressentir. Un certain temps peut être requis avant que vous ne ressentiez une sensation particulière à ce point de focalisation, mais ce n'est pas requis. À partir du moment où vous portez votre attention à un point spécifique de votre corps, la technique sera améliorée.

1- RIN

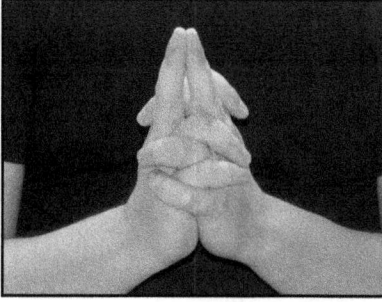

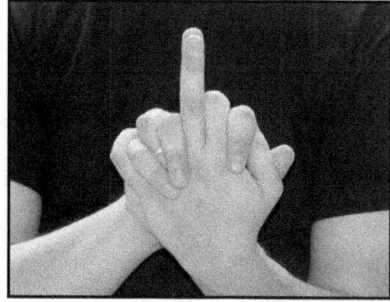

Pointez vos majeurs et entrelacez vos autres doigts

Chakra: Base

Mantra jp: On baï shi ra man ta ya sowaka

Mantra sk: Om vajramanataya swaha

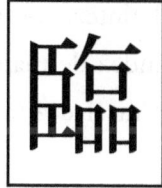

臨

Le niveau RIN est utilisé pour renforcer votre corps et votre mental. Ce niveau de Kuji-In doit être exécuté avant que tout autre niveau de Kuji-In ne soit réellement efficace. Le Kuji RIN agit un peu comme une « prise » sur laquelle nous pouvons nous « brancher » pour accéder à la Source Ultime de tout Pouvoir. En vous connectant à cette énergie Divine, le Kuji RIN renforce votre corps et votre mental, surtout en collaboration avec les autres pratiques du Kuji-In. Une connexion plus forte à la source d'énergie Divine vous rendra plus fort à tous les niveaux. Soyez conscient que ce niveau peut élever votre température corporelle.

2- KYO

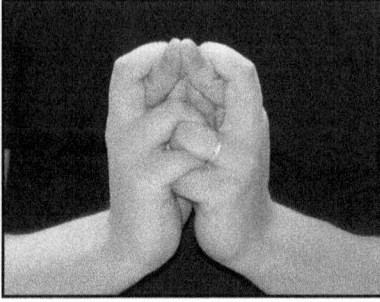

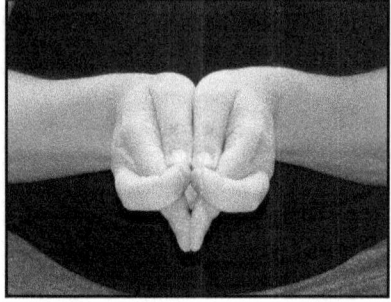

Pointez vos index et repliez vos majeurs sur vos index de manière à ce que vos pouces se touchent. Entrelacez tous vos autres doigts.

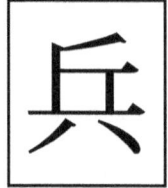

兵

Chakra: Hara/Nombril

Mantra jp: On isha na ya in ta ra ya sowaka

Mantra sk: Om ishaanayaa yantrayaa swaha

KYO active le flot d'énergie tant à l'intérieur de votre corps qu'à l'extérieur, dans votre environnement. Ce Kuji vous aidera à apprendre à diriger l'énergie dans tout votre corps afin que vous puissiez manifester vos désirs dans le monde extérieur. Bien que la volonté puisse diriger l'énergie, ne faites pas trop d'effort en ce sens. La volonté qui est utilisée pour diriger l'énergie devrait être comparable à « désirer énormément quelque chose » plutôt que « maintenir une poigne ferme ou de pousser avec une force extrême ». Même lorsque vous utilisez votre volonté pour acquérir quelque chose que vous désirez, vous devez toujours demeurer en paix et détendu.

3- TOH

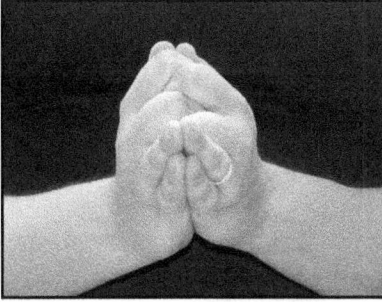

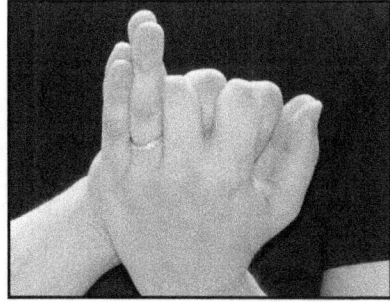

Pointez votre pouce ainsi que les deux derniers doigts de vos deux mains tout en gardant vos index et vos majeurs entrelacés entre vos mains.

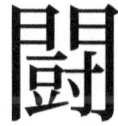

闘

Chakra: Dan-tian, entre le Hara et le Plexus Solaire

Mantra jp: On je te ra shi ita ra ji ba ra ta no-o sowaka

Mantra sk: Om jitraashi yatra jivaratna swaha

En pratiquant le TOH, vous développez votre relation avec votre environnement immédiat, pour finalement arriver à le développer avec l'Univers en entier. Tout en faisant vos pratiques, commencez à vous charger d'énergie et ensuite entourez-vous de cette énergie (vous y arriverez en le visualisant). Il s'agit là du Kuji de l'harmonie. Il vous enseigne à accepter les événements extérieurs, tout en demeurant en paix à l'intérieur. Respirez toujours profondément avec votre abdomen, naturellement, sans effort.

4- SHA

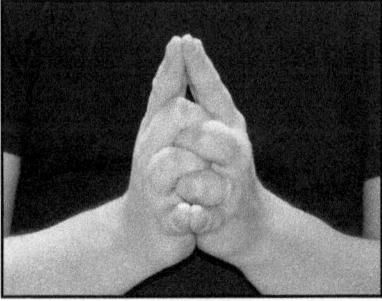

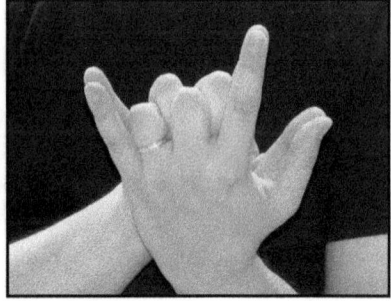

Pointez vos pouces, vos index et vos auriculaires et entrelacez vos majeurs et annulaires entre vos mains.

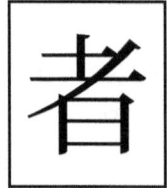

者

Chakra: Plexus Solaire

Mantra jp: On ha ya baï shi ra man ta ya sowaka

Mantra sk: Om haya vajramaantayaa swaha

Avec ce Kuji, votre corps voit ses capacités de guérison augmentées. En pratiquant ce niveau, votre corps récupère et guérit plus rapidement. Cette capacité accrue de guérison et de récupération résulte des plus grands niveaux d'énergies qui circulent dans vos canaux énergétiques (méridiens) ainsi que dans votre plexus solaire. Cette vibration bénéfique émanera de vous éventuellement, aidant également les gens que vous côtoyez à guérir alors que vous passez davantage de temps en leur compagnie.

5- KAI

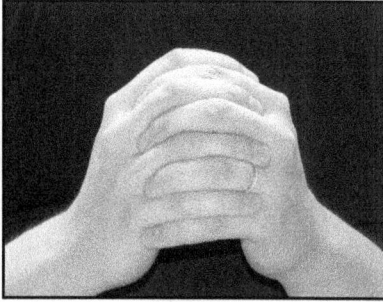

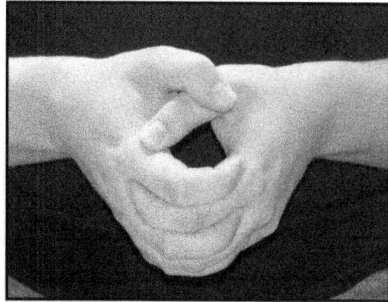

Entrelacez tous vos doigts, avec le bout de chaque doigt pressant contre la racine du doigt opposé.

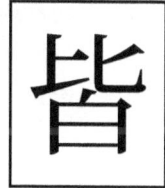

皆

Chakra: Coeur

Mantra jp: On no-o ma ku san man da ba sa ra dan kan

Mantra sk: Om namah samanta vajranam ham

Ce Kuji augmentera votre état de conscience et contribuera à développer votre intuition. Le mudra s'appelle « Les liens extérieurs ». Les liens extérieurs sont des courants énergétiques qui précèdent tout événement, ne serait-ce que pour un très court moment. Ce sont les influences directes provenant du monde extérieur et sont à la source de toutes vos expériences.

L'intuition est une alliée puissante, il s'agit de ce que vos sens perçoivent de vos interactions avec votre environnement ainsi qu'avec les gens qui vous entourent. Ce niveau augmentera votre intuition et vous aidera à apprendre à vous aimer ainsi qu'à aimer ceux qui vous entourent.

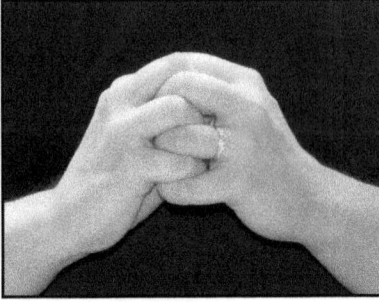

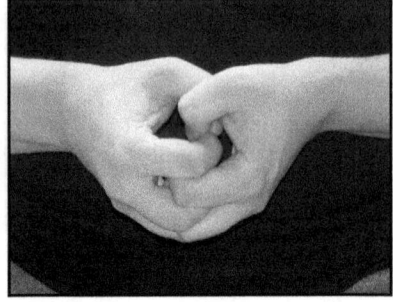

Entrelacez tous vos doigts, la pointe des doigts vers l'intérieur, chacun touchant le doigt équivalent de l'autre main, si possible.

陣

Chakra: Gorge

Mantra jp: On aga na ya in ma ya sowaka

Mantra sk: Om agnayaa yanmayaa swaha

Les « liens internes » sont des courants énergétiques se trouvant en vous et qui vous lient avec votre Être Supérieur. Nous pouvons savoir ce que les autres pensent. En vous recueillant au plus profond de vous-même, là où il n'y a pas de mots, vous pouvez prendre contact avec ce même endroit chez les autres. Lorsque vous faites cette connexion, vous pouvez entendre les pensées d'autrui, sans mots, ou vous pouvez apprendre à communiquer par des concepts mentaux, ce qui est communément appelé télépathie.

Ce mudra est utilisé afin d'ouvrir votre esprit aux pensées que les autres projettent de par leur activité mentale. Il peut vous aider à mieux comprendre le pourquoi des agissements des autres. Si vous désirez développer de la compassion, vous pouvez utiliser ce mudra pour augmenter votre empathie envers les autres. Si vous ne jugez pas ce que vous percevez, vous pourrez le percevoir avec encore plus de clarté.

7- RETSU

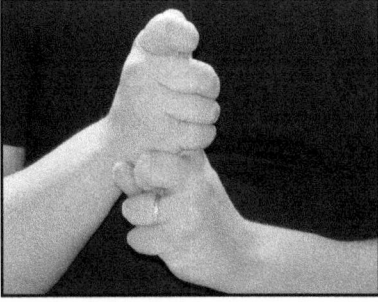

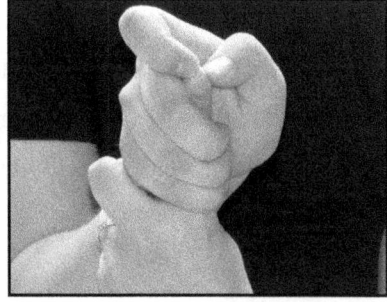

Pointez votre index gauche vers le haut et enveloppez-le avec votre main droite. Placez le bout de votre pouce et index droit sur le bout de votre index gauche. Les doigts de votre main gauche sont réunis pour former un point.

列

Chakra: Portail de Jade, à l'arrière de la tête

Mantra jp: On hi ro ta ki sha no ga ji ba tai sowaka

Mantra sk: Om jyotahi chandoga jiva tay swaha

Après avoir pratiqué les exercices de Kuji-In pendant quelque temps, vous remarquerez qu'ils modifient votre perception de la matière solide et que vous serez en mesure de percevoir les différents courants d'énergies qui composent notre univers multidimensionnel. Selon la théorie de la relativité, le temps ralenti à mesure que la masse accélère, de sorte que si votre énergie circule, et que vous y appliquez votre volonté, votre masse s'accélère également, le temps ralentit donc pour vous et vous pouvez simplement changer (ou diriger) la trajectoire ou le mouvement de votre corps dans l'espace.

Il est maintenant temps de mettre toute cette théorie de côté pour laisser votre esprit s'adapter à cette nouvelle perception de l'Univers. Imaginez que les atomes de l'Univers sont composés de vagues d'énergie au lieu de matière solide rigide; sentez la flexibilité dans la structure de ces vagues d'énergie. Comprenez que ce sont ces vagues d'énergies qui construisent votre corps. Vous êtes en constante re-création !

8- ZAI

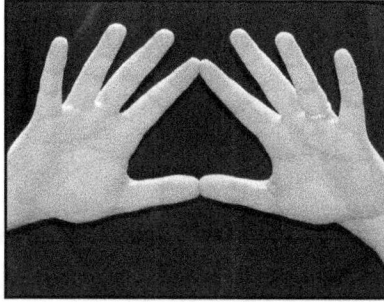

Touchez le bout de vos pouces et de vos index afin de former un triangle, alors que vos autres doigts sont étendus en éventail.

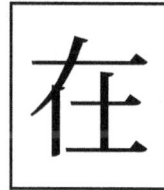

在

Chakra: Troisième oeil

Mantra jp: On Chi ri Chi i ba ro ta ya sowaka

Mantra sk: Om srija iva rtaya swaha

sRija : sh-ree-j avec un « ee » pratiquement muet après le « R »

Rtaya: Rutaya avec un « u » pratiquement muet après le « R »

En pratiquant ce niveau, vous établirez une relation entre les différentes composantes de la création Universelle : les éléments. Ces éléments ne sont pas uniquement physiques, mais également spirituels. La pratique de ce Kuji est à la base du pouvoir de manifestation. Visualisez-vous étant en harmonie avec la nature. Visualisez le courant de Qi de la nature jusqu'à vous, et de vous jusqu'à la nature. Après quelques moments, remarquez de plus en plus que la nature est vivante et que vous pouvez communiquer avec elle. La nature peut communiquer avec vous selon les limites des lois naturelles. Éventuellement, au fur et à mesure que vous augmentez votre sensibilité envers la nature, vous pourrez peut-être développer la capacité d'invoquer une manifestation d'éléments, une fois que vous aurez cette maîtrise.

9- ZEN

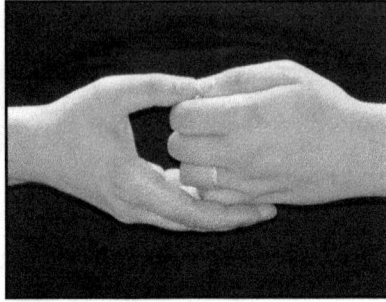

Appuyez vos jointures gauches sur les doigts de votre main droite, paume droite déployée. Touchez le bout de vos pouces avec douceur.

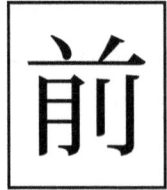

Chakra: Couronne
Mantra jp: On a ra ba sha no-o sowaka
Mantra sk: Om ah ra pa cha na dhi

L'illumination est l'état mental le plus élevé. L'illumination est un peu comme une Finalité, accomplie par la Méditation. En faisant cette pratique, vous pourrez éventuellement disparaître aux yeux des esprits moins développés. Vous êtes toujours là, bien sûr, mais les autres ne peuvent capter votre présence puisque vos vibrations sont plus hautes que ce que leur mental peut capter ou à tout le moins interprété comme étant réel. Pour pratiquer ceci, imaginez simplement un vide paisible baignant dans la lumière blanche; visualisez-vous ensuite vous-même fusionnant avec cette lumière blanche. Il est possible que vous puissiez être invisible aux yeux de la moyenne des gens.

Plusieurs heures de pratiques sont requises pour élever votre vibration à un niveau suffisant pour manifester ce genre d'effets secondaires, comme l'invisibilité suggestive.

Notes sur la progression :

Afin de progresser dans l'art du Kuji-In, il est souhaitable de s'accorder une période de méditation après chaque période de pratique complète. Lorsque vous « revenez » de votre méditation, souriez et buvez un verre d'eau. Ne négligez pas le sourire, que le cœur vous en dise ou non. Respirez profondément et détendez-vous.

Information supplémentaire
sur le Kuji-In

Chaque Kuji dépend du Kuji précédent. Par exemple, avant de pratiquer le quatrième Kuji pour augmenter vos capacités de guérison, vous devez faire le troisième Kuji afin de favoriser l'harmonie et la circulation dans vos viscères. Avant de pratiquer le troisième Kuji, vous devez faire le second Kuji afin de permettre à l'énergie de circuler librement dans votre corps. Le second Kuji ouvrira les canaux énergétiques entre votre système nerveux et votre système énergétique sur le plan spirituel. Avant de faire le second Kuji, vous devez d'abord pratiquer le premier Kuji afin d'acquérir la puissance brute avec laquelle vous travaillerez, provenant de votre Chakra de la base. Voici pourquoi toutes les pratiques de Kuji doivent être faites dans le bon ordre, l'une après l'autre. C'est également la principale raison pour laquelle les résultats ne seront que peu satisfaisants si vous tentez de progresser trop rapidement. Si vous pensez à une longue succession de tuyaux branchés en série, menant finalement à un étang, les valves doivent être ouvertes à chacun des joints. Quelque restriction que ce soit (quelque valve que ce soit qui n'est pas ouverte) restreindra l'alimentation en eau pour les stations suivantes, de sorte qu'en fin de compte, l'étang demeurera vide si les valves ne sont pas ouvertes dans le bon ordre. La même chose s'applique au courant du Zen. Dans cette analogie, l'énergie Zen est comme l'eau.

Vous devez ouvrir chacune des valves (avec la pratique adéquate) dans le bon ordre afin que l'énergie Zen puisse se diriger vers sa destination finale.

Cette liste vous donnera une idée du procédé correct à respecter, étape par étape, afin de vivre une expérience de Kuji-In optimale :

1- RIN accède au pouvoir, à l'énergie et éveille votre flamme.
2- KYO fait circuler l'énergie dans votre corps, lui permettant d'y entrer et d'en sortir.
3- TOH accumule l'énergie dans votre batterie (vos intestins) et la fait circuler.
4- SHA distribue l'énergie dans les différentes parties de votre corps ou cela est nécessaire, favorisant la guérison.
5- KAI vous permet de tout ressentir.
6- JIN vous permet de tout connaître.
7- RESTU vous permet d'être conscient de tout.
8- ZAI est un procédé par lequel vous devenez conscient que tout n'est qu'énergie manifestée.
9- ZEN vous met en communion avec le JE SUIS.

Les visualisations suivantes sont des variations utiles du Kuji-In qui facilitera votre compréhension des manifestations et fonctions dont vous serez capable après avoir fait ces pratiques. Faites une pratique complète de Kuji-In, repérant la prière en entier tel un mantra, en focalisant sans effort sur le chakra correspondant, tout en gardant à l'esprit l'objectif du Kuji. Ajoutez ensuite la visualisation suivante à votre pratique. Tout cela peut sembler bien exigeant au départ, mais l'important est que vous tentiez de garder à l'esprit autant d'aspects de l'exercice que possible.

Premier Kuji (RIN): Visualisez une lumière rouge et brillante descendant des Cieux et investissant votre corps, ainsi qu'une flamme brillante à votre chakra de la base, la région entre votre anus et vos organes génitaux. Relaxez et commencez votre visualisation, faites le mudra, chantez le mantra calmement, lentement ou rapidement, selon votre préférence (ou même avec un tempo qui va en s'accélérant, pour revenir soudainement à un tempo plus lent). Le chakra de la base est le point d'où émanent les flammes Sacrées dans votre corps énergétique.

Second Kuji (KYO): Soyez attentif à votre chakra du nombril. Visualisez votre corps se charger de lumière rouge qui circule autant à l'intérieur de votre corps que tout autour. Continuez de porter attention à votre chakra du nombril, sans jamais faire d'effort pour y arriver, mais plutôt en étant calmement conscient.

Troidième Kuji (TOH): Portez votre attention sur votre Dan-tan et visualisez la région entière de vos intestins se chargeant de lumière orangée et dorée, lumière qui circule harmonieusement dans toutes vos viscères, guérissant votre corps. Le Kuji TOH a une influence sur l'harmonie de vos relations avec autrui, il fait croître la paix dans vos relations, la joie des associations et des communications, ainsi que l'harmonie disponible au niveau émotionnel. Faites ce Kuji afin d'améliorer vos relations avec autrui, ainsi que pour guérir vos intestins.

Quatrième Kuji (SHA): Portez votre attention à votre plexus solaire. Visualisez-le se remplir d'une lumière jaune dorée, palpitante de force et de paix. Il s'agit du Kuji de la guérison. Il déclenche la régénération de votre corps et la guérison de tous les aspects physiques de votre santé.

Cinquième Kuji (KAI): Focalisez votre attention sur votre Chakra du Cœur tout en imaginant partout une agréable lumière bleutée ; votre cœur brille d'une calme lumière bleue électrique si puissante qu'elle radie au-delà de votre corps. Vous êtes protégé, vous avez de l'intuition.

Sixième Kuji (JIN): Concentrez-vous sur votre Chakra de la Gorge, éclairant la région d'une lumière bleue. Visualisez une douce lumière bleue diffusant à partir de votre gorge. Imaginez votre corps étant immense, gigantesque, bien plus imposant que votre corps physique actuel. Voyez-vous tel un géant, baignant dans une lumière bleue qui vous entoure complètement. Continuez cette visualisation et contemplez simplement que vous avez maintenant accès à la connaissance universelle dans sa totalité. Percevez les liens entre vous et le reste de la réalité cosmique : des liens de connaissance et de conscience.

Septième Kuji (RETSU): Soyez attentif à la région située derrière votre tête, à la base de votre crâne. Vous devenez maintenant conscient que le temps n'a aucune substance, qu'il en est de même pour la matière, que tout est énergie et que TOUT est une éternité immunisée au temps. Trouvez votre propre visualisation simple et abstraite.

Huitième Kuji (ZAI): Portez votre attention sur votre Troisième Œil pendant que vous vous imaginez entouré de lumière violette. Sachez que vous êtes le maître de votre propre Univers, et que vous êtes complètement conscient de votre Univers immédiat.

Neuvième Kuji (ZEN): Votre conscience mute et fusionne avec le JE SUIS. Vous contemplez cette vérité : « Je suis. Je suis tout. Je suis partout. Je suis la vacuité. » Libérez votre esprit en totalité et permettez-vous de fusionner avec la vacuité de l'Esprit. Le Divin est incompréhensible pour la perception et le rationnel humain. Laissez-vous dissoudre en Lui, libérez votre Esprit et faites le vide.

Méditez toujours pendant quelques minutes après avoir pratiqué des techniques de Kuji-In. Vous devez laisser votre mental se reposer. Respirez profondément et détendez-vous. Votre système énergétique aura également besoin de repos. Demeurez calme, silencieux et détendu pendant un moment après chaque séance.

Philosophie du Kuji-In

Le Kuji-In est une prière et non pas un guide « faites-le vous-même » pour atteindre le pouvoir. Cherchez l'Amour et la Compassion; le pouvoir viendra de lui-même. Faites une place dans votre cœur pour que votre Esprit s'émancipe et soit heureux. Faites mentalement une place à votre Esprit afin qu'il puisse réfléchir et être en paix. La même chose s'applique à votre corps, puisque vous êtes votre propre Temple Intérieur, cet endroit où l'Esprit réside en vous. Votre Temple Intérieur est également l'endroit principal où prendront forme les manifestations résultant de vos pratiques.

RIN

Cela vous semblera probablement difficile à croire, mais le Feu Universel est situé à la base de votre propre expérience : le Chakra de la base, à la pointe de votre colonne vertébrale. Vous êtes tout ce qui existe; vous ne le comprenez peut-être simplement pas encore totalement. Sur cette voie vous apprendrez que, au fil de la croissance de la Flamme Sacrée en vous, elle suit et remonte votre colonne vertébrale pour éventuellement investir votre corps en entier.

Respirez profondément et doucement. Chaque inhalation nourrit la flamme à votre Chakra de base, l'incitant à vous charger complètement de Feu Sacré. Visualisez l'intensité de la flamme augmenter, donnant vie à votre corps en entier. Alors que vous êtes investi de plus en plus de ce Feu Sacré, toute la circuiterie énergétique à l'intérieur de votre corps s'optimisera et se réparera, devenant de plus en plus saine et vivante alors qu'elle reçoit le flot provenant de la Racine de l'énergie Universelle : Le Feu Sacré. C'est votre connexion avec Tout ce qui EST.

Chaque fois que vous prenez une décision, vous remarquerez que certains de vos muscles se tendent sous l'effet de la peur. Les muscles se tendent lorsque vous devez prendre une décision à cause de la peur biologique inhérente au corps animal de l'être humain. L'objectif de cet exercice est de devenir conscient de la nature farouche de la partie humaine et animale en vous. Une fois que vous êtes pleinement conscient de ces peurs, laissez-les aller et faites-vous confiance. La confiance en soi est la clé du succès en tout.

KYO

Ce que vous projetez vers les autres finira éventuellement par vous revenir (pour le meilleur ou pour le pire) dans sa pleine mesure. Ceci nous enseigne à maintenir une attitude de paix en tout temps. Souriez. Soyez joyeux dans vos communications et vos actions. Vous développerez la paix et la joie au fur et à mesure que vous les acceptez en vous-même. Vous découvrirez que votre expérience de votre environnement se modifiera éventuellement, lentement mais sûrement, mû par l'énergie saine que vous chérissez en vous et que vous projetez vers l'extérieur. La Flamme de la Vie détruira vos anciennes habitudes au fur et à mesure que vous créez de nou-velles façons d'agir et d'être, plus saines. Les câbles énergétiques qui vous retiennent attaché à ces anciennes habitudes se dénoueront et chaque lien qui vous tient en otage sera éventuelle-ment consumé par la Flamme de la Vie.

Pendant que vous développez ce nouveau système amplifié de ges-tion de votre énergie, vous découvrirez qu'il est capital de devenir totalement responsable de vous-même. Tout ce que vous faites, tout ce que vous dites trouvera le moyen de se manifester autour de vous. Vous devrez apprendre la tolérance et la joie, autrement, vous amplifierez vos pensées négatives qui se manifesteront éventuellement pour créer votre réalité. Il est capital de demeurer positif, même dans les pires situations. Il vous faudra apprendre à ressentir les douleurs et inconforts émotionnels quotidiens tout en demeurant positif; apprendre à expérimenter ces épisodes de dépression que nous avons tous et à les accepter humblement, sans jugement. Gardez les yeux de votre Cœur fixés sur les sphères plus élevées de la vie. En fait, vous constaterez de plus en plus votre capacité grandissante de créer un impact positif sur le monde qui vous entoure et de manifester vos désirs, en cultivant une énergie saine et en la projetant dans votre environnement.

TOH

Le Kuji-In doit toujours être pratiqué avec une attitude de gratitude envers l'Univers infini. Vous devez faire chaque geste avec respect. Le succès de vos rituels personnels est tributaire de votre capacité de demeurer humble devant Tout, la Grande Réalité spirituelle. Lorsque vous rencontrez un obstacle, tel un roc bloquant votre route, au lieu de gaspiller toute votre énergie à tenter de déplacer le roc, faites simplement le tour. De cette manière, même si le roc en question pense qu'il a le pouvoir de vous bloquer le passage, vous serez de retour sur la route, continuant d'avancer, conservant votre énergie pour des projets utiles. Soyez humble sur votre route. Vous n'avez rien à prouver à personne, pas même à vous-même. Faites-vous toujours confiance, en tout temps.

Recherchez l'harmonie avec l'Univers qui vous entoure. Lorsque quelque chose qui vous choque se produit, quelque chose qui vous fait de la peine ou qui brime vos projets ou vos plans, adoptez une attitude de compassion. Ne gaspillez pas d'énergie à entreprendre un combat avec un obstacle. Avec un esprit, un cœur et un corps solides, vous pouvez progresser sur le chemin avec confiance. Même vos muscles bénéficieront de cette attitude mentale positive. À partir du moment où vous décidez de focaliser votre pensée sur quelque chose, l'énergie Universelle sera toujours présente pour vous supporter.

SHA

SHA enseigne que la force infaillible vous est toujours disponible. L'énergie circule à travers vous en tout temps, allumant votre Feu Sacré, provoquant sa croissance jusqu'à ce qu'il atteigne votre plexus solaire (le répartiteur d'énergie). De grands pouvoirs se trouvent dans l'Univers, et ces pouvoirs sont disponibles pour vous à tout moment. Sachez que vous êtes puissant. Sachez également que, pour manifester cette puissance dans votre vie, vous devez être prêt à assumer la responsabilité de toutes vos actions.

La manifestation la plus évidente de vos nouvelles capacités de faire circuler une énergie puissante sera la guérison complète de votre corps. Qi et Prana circulent dans votre corps comme des rivières de feu et de lumière pure. Il se trouve également d'autres manifestations de cette source intérieure de pouvoir. D'énormes explosions d'énergies peuvent survenir au moment où vous en avez réellement besoin. Souvenez-vous que vous avez la même capacité pour blesser que pour guérir. Ce pouvoir est fantastique. Vous devez être responsable de vos actions. De sévères conséquences se produisent lorsque ce pouvoir est mal utilisé. L'intention originale importe peu, seul le résultat final compte.

KAI

En utilisant KAI, vous découvrirez que cette nouvelle énergie circule maintenant avec aisance; le flot d'énergie croît et commence à prendre de l'expansion bien au-delà des limites illusoires de votre corps. Il est alors temps d'être à l'écoute de votre oreille interne. Vous percevrez ce monde extérieur à travers votre être intérieur seulement si vous êtes disposé à recevoir l'information. Si vous êtes persuadé que vous détenez la vérité ou que vous n'avez rien à apprendre des autres, vous êtes peut-être en fait en train de construire une barrière qui vous empêchera éventuellement de voir ce qui se trouve de l'autre côté. Si une telle barrière existe déjà, permettez au feu de votre Esprit de la brûler totalement. L'intuition sera alors votre guide le plus puissant. Il vous révèlera la vérité à propos du monde qui vous entoure, si vous demeurez attentif et disponible pour recevoir cette information.

Lorsque vous pratiquez KAI, vous êtes lié à la nature et aux lois qui gouvernent l'Univers en entier. Vous n'êtes pas seulement en contact avec elles, vous êtes liés à chaque créature vivante, tels les brins d'un tapis tissé et assemblé par le Créateur de TOUTES choses. Vous êtes une partie active du tissu vivant qui compose le monde. Si vous demeurez attentif à votre environnement immédiat, vous serez en mesure de pratiquer, à échelle réduite, votre habileté à entrer en contact avec l'Univers. Il n'existe qu'une seule façon d'étendre efficacement votre corps énergétique au-delà de vos limites physiques : en exprimant de la compassion et de l'amour en toutes circonstances.

JIN

En pratiquant le Kuji JIN, vous serez capable de rencontrer votre Être Supérieur et entrer en contact avec les pensées élevées de cette partie de vous qui est plus évoluée. Il existe une partie spéciale de votre processus de pensée, bien dissimulé au plus profond de vous, qui n'utilise pas de mots pour communiquer. En fait, cette partie de vous ne parle même pas un langage que votre être conscient pourrait comprendre. Cet endroit « sans mots » est l'endroit où vous communiquez réellement, pensez réellement et savez réellement. C'est l'endroit où le Divin est connecté à l'esprit humain, c'est l'endroit où le Divin pense à travers l'esprit humain. Trouvez cet endroit sans mots et vous trouverez cette Grande Vérité.

Si vous désirez émettre ou percevoir des pensées avec votre esprit, vous devez comprendre que les pensées qui voyagent ne sont pas des pensées formulées en mots; les pensées ne requièrent aucun langage ni système de communication. Écouter sans mots implique l'acceptation de votre propre incapacité de réellement comprendre cette vérité, et d'accepter d'apprendre uniquement avec votre Esprit. Lorsque vous vous serez trouvé, au plus profond de vous-même, vous deviendrez conscient de tout ce qui parvient à votre mental. C'est à ce moment seulement que vous pourrez décider de traduire ces concepts en mots pour comprendre les pensées et images qui flottent et se déplacent dans le monde extérieur à vous.

RETSU

Le Kuji-In RETSU vous aidera à devenir conscient que l'Univers est composé de plus que trois dimensions spatiales. Selon la physique quantique moderne, il existe neuf dimensions spatiales et une dimension temporelle, totalisant 10 dimensions spatio-temporelles. Afin d'augmenter votre compréhension de cette réalité, vous devez cesser de croire uniquement ce que vos sens vous enseignent et commencer à écouter et à regarder au-delà du continuum espace-temps que vous acceptez comme étant réel. Les mystères de la création ne demeureront pas secrets pour toujours si vous faites ces étapes. Naturellement, vos sens sont nécessaires dans votre expérience humaine, mais lorsque vous commencez à accepter l'existence de niveaux supérieurs de perception, vous étendez votre capacité de voir et percevoir ces autres dimensions. Méditez afin de découvrir cet endroit de perception avancée. Cherchez l'état de transcendance, puis l'état de transcendance consciente.

L'espace-temps est l'endroit où vous semblez exister. C'est l'endroit même où votre Être Supérieur expérimente la vie. Les dimensions sont des segments délimitant les différents mondes de la manifestation, mais votre Esprit peut facilement les traverser, une fois que vous comprendrez comment y arriver. Développez votre confiance en vous ainsi que votre foi. Croyez en vos capacités d'y arriver. Soyez suffisamment intelligent pour reconnaître et respecter vos limites afin de ne pas vous faire de mal, mais soyez suffisamment courageux pour aller au-delà de ces limites si vous vous sentez capable de le faire. Faites la paix avec vos limites physiques, et sachez qu'elles ne sont pas dédiées à définir toute votre existence, mais seulement votre existence immédiate.

ZAI

Le monde Élémental est bien plus vaste que les manifestations physiques du Feu, du Vent, de l'Eau et de la Terre. Au cœur de la création, lors de la naissance de l'Univers, la Conscience Suprême choisit de se manifester sous plusieurs formes. Chaque élément de la Création est un aspect de la Conscience Suprême. Les Éléments peuvent être classifiés comme étant soit les Quatre Éléments utilisés dans l'Ésotérisme Occidental, ou les Cinq Éléments communément utilisés par le Système Ésotérique Oriental. Ces systèmes de classification existent pour aider la compréhension humaine. La source de la capacité de manifester et de créer est la connaissance que les Éléments de la Création sont des vérités spirituelles absolues en action. Elles doivent être glorifiées comme l'origine de la Création et être admirées dans leur manifestation physique. En cultivant une attitude constante de louanges, vous pouvez entrer en relation avec les Éléments de la Création.

Les êtres humains ont toujours craint l'inconnu. Les peurs les plus troublantes que nous devons affronter sont des peurs de l'indéfini, du mystérieux, de l'étrange et de l'occulte : tout ce dont nous sommes incertains nous tient en alerte. Au fil de l'acquisition de nos connaissances, nous développons un sens du contrôle qui nous pousse à développer une (si fragile) confiance, mais même les plus innocentes vérités inconnues sont toujours plus difficiles à considérer pour l'esprit humain que les plus grandes, mais plus répandues, faussetés. Avec la foi comme guide, vous ne connaîtrez pas la peur. L'inconnu cessera d'être une forêt sombre peuplée de monstres pour devenir un endroit où vous pourrez vivre les plus grandes aventures et connaître les vérités les plus éclatantes. En conquérant vos peurs de l'inconnu, vous découvrirez qu'il s'agit de l'accès secret menant à la Conscience Suprême.

ZEN

ZEN vous enseigne à vous abandonner totalement à l'Univers. Il vous conseille de vous libérer de tout ce que vous avez appris : chaque croyance, chaque pensée. Votre égo humain fut un outil utile qui vous a permis d'apprendre certaines leçons. Il est maintenant temps de libérer cet égo et de vous rappeler votre petitesse comparativement au vaste Néant qui est en fait une création de la Conscience Suprême. Même debout, en regardant vers l'Univers infini, vous n'êtes qu'une toute petite entité, presque rien. Remettez votre égo à sa place et permettez à l'Esprit d'entrer dans votre vie. Acceptez tout : chaque manifestation, chaque personne, chaque événement et chaque création comme étant partie intégrante de l'Esprit. L'Esprit ne peut être saisi ni compris. L'Esprit peut seulement être Aimé. Une fois complètement investi de l'Amour de l'Être, vous vous joindrez à votre Être Divin, avec votre parcelle Divine qui est à l'origine de toute création. Ensuite, contemplant calmement l'Univers Infini, vous vous reconnaîtrez.

Conclusion: non-pensée

L'objectif de toute pratique méditative est de permettre à votre mental de « s'amuser » avec votre Esprit, votre Être Supérieur. Plus la méthode utilisée pour méditer est complète, plus les effets physiquement sensibles seront évidents pour vous, et plus rapidement votre mental pourra créer un lien avec votre Être Divin. Lorsque vous entrez en contact avec ce dernier pour la première fois, vous serez peut-être ébahi par le niveau évolué de pensées. Votre mental humain souhaitera peut-être éventuellement céder son contrôle afin de vous rendre plus disponible à ces pensées évoluées ; votre mental cherchera la « paix d'esprit ». Lorsque vous permettez à votre mental d'être ainsi investi, il peut ressentir de la joie au début, jusqu'à ce qu'il se sente saturé. À ce moment, laissez votre esprit céder son contrôle et contemplez le Divin. Au fur et à mesure que vous cherchez ces pensées évoluées et que vous les laissez croître en vous, vous trouverez la paix.

Lorsque vous combinez toutes les pratiques que vous préférez aux activités de votre vie quotidienne, vous faites de la place dans votre mental pour votre Esprit. En utilisant ces méditations profondes régulièrement, vous verrez que vous êtes en état de méditation partielle pendant vos occupations régulières. Avec le temps, vous apprendrez à contempler l'Esprit, sans vous engager dans un processus cognitif. Il s'agit de l'endroit de la « non-pensée ».

Ne sous-estimez jamais la puissance de la Joie. Plusieurs approches méditatives proscrivent le droit au mental de s'amuser. Ces approches tentent de soustraire l'esprit humain le plus rapidement possible du processus méditatif, le poussant avec force à l'extérieur de vos contemplations du Divin. Cela peut non seulement frustrer mais également blesser votre mental. Chaque mot, chaque pensée, chaque méthode et chaque différente technique que nous avons étudiés ici... tous ces exercices permettent à votre mental de jouer; lorsqu'il joue, votre mental est heureux. N'enlevez pas les jouets de votre mental trop rapidement. Laissez-le s'amuser tant et aussi longtemps qu'il le désire. Lorsque satisfait, tout comme un nourrisson repu, il désirera se reposer de lui-même. C'est alors que votre mental sera disponible à la contemplation paisible du processus de pensée de votre Être Supérieur, sans mots, ni méthode, ni technique et surtout, sans implication mentale.

Le chemin de l'illumination n'est pas un objectif à accomplir, mais un processus à expérimenter. Si vous avez ignoré ne serait-ce qu'une partie du chemin, votre esprit humain ne connaîtra pas la saveur de cette épice, vous forçant ainsi à arpenter de nouveau le sentier jusqu'à ce que vous ayez en main tous les ingrédients qui composent l'expérience savoureuse de la vie. Il n'est pas nécessaire que vous parcouriez chaque racoin des forêts sombres et lumineuses qui bordent le chemin; cependant, le chemin lui-même doit être parcouru en entier.

Le Chemin de l'Illumination serpente au pied de l'expérience de la Joie. Une Grande Joie vous attends à chaque événement, même lorsque vous expérimentez la douleur. Avec une dévotion envers vous-même, avec de la tolérance, de la compassion, vous atteindrez la Joie, l'Amour et enfin, l'Illumination.

En dévotion envers l'évolution de mes frères humains, je vous donne respectueusement cette connaissance dans l'espoir que vous parviendrez au niveau de réalisation que vous cherchez. Avec Amour et Compassion, je prie pour que le Divin se révèle à vous, véritables adeptes des arts les plus Sacrés.

Que votre chemin soit béni,

François Lépine

Les étudiants de la sagesse du Kuji-In pourront continuer leurs études avec le livre *Kuji-In Avancé: Approche transformationnelle*, alors que l'étudiant est amené à l'intérieur de lui-même pour découvrir les méchanismes des ses corps spirituels et ses systèmes énergétiques.

Plus d'information au http://www.kujiin.com

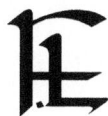

www.ingramcontent.com/pod-product-compliance
Lightning Source LLC
Chambersburg PA
CBHW072128090426
42739CB00012B/3103